予防医学の名医が教える

すごい野菜の話

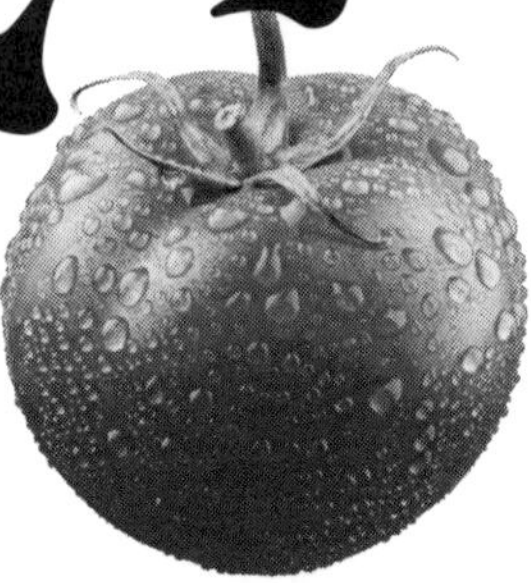

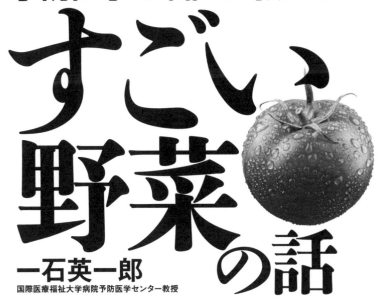

一石英一郎
国際医療福祉大学病院予防医学センター教授

野菜で病気を防ぐ！ 100歳まで生きる！

飛鳥新社

はじめに　～野菜ってすごい～

「野菜は体にいい」

「野菜を食べた方が健康になれる」

――そんな言葉は、皆さん誰しもどこかしらで耳にしていらっしゃると思います。

野菜の持つ成分についても、「トマトのリコピンがいい」だの、「ナスに含まれるアントシアニンには抗酸化作用がある」だの、野菜を食べることの効用をめぐる言説が巷には飛び交っています。


でも、それが具体的にはどう体にいいのか、なぜ野菜を食べるべきなのか、そこまでわかっている人は、意外と少ないのではないでしょうか。

「抗酸化作用」ひとつ取っても、それが体に及ぼす効果を正確に理解している人は、それほど多くないのではないかと思います。そして、そこがわかっていないために、

野菜を食べることがいかに大事なのかを今ひとつ実感できていない、そんな人も少なくないのではないでしょうか。

実感すれば、野菜を見る目が根本的に変わります。

私は、明石家さんまさんが司会を務める情報バラエティ番組『ホンマでっか!?TV』にコメンテイターとして出演させていただいたり、ラジオ番組のパーソナリティを務めたりしていますが、本業は医師です。

医師といえば、「医者の不養生」という言葉があるように、激職で食生活も乱れがち、体のどこかを悪くしているというイメージがあるかもしれませんが、私は目下のところ、ありがたいことになんの病気にもかかっておりません。

また、昔から体も頑健です。手前味噌で恐縮ですが、高校二年生のときには柔道の軽量級で神戸市の代表を務めたこともあります。そのまま柔道選手になるという道もありえた中、気がついたらまるで違う人生行路を歩んできてしまっていたわけですが、いずれにしても、健康に自信がある点に疑いはありません。

なぜなのかと考えたときに、真っ先に思い浮かぶのは、生まれ育った神戸の家での食生活です。

私の母親は、「野菜もちゃんと食べなきゃダメ」というのが口癖で、私は幼い頃からそれを繰り返し頭に叩き込まれていました。言われるままに野菜をきちんと摂るようになったのですが、家族全員が母の言いつけを守ったわけではありませんでした。

そしてそれこそが、家族の健康に関して明暗を分けたのです。

野菜を嫌って偏食を続けていた家族は、しょっちゅう風邪をひいたり体調を崩したりしていた一方、野菜を好んでたくさん食べていた母や私は常に健康でした。

野菜を食べるか食べないかで、それほどまでに如実な違いが現れるのです。

それを間近に、つぶさに見ていた私は、**野菜を食べることこそが健康の秘訣なのだ**と自然に了解するようになりました。

ただ私は、理屈がわからないと納得できないタイプです。だから幼い頃から、「野菜を食べるとどうして健康な状態を維持できるのか」という疑問を抱きつづけてもいました。

そしてもうひとつ、大きなきっかけがあり、私は野菜を食べることの重要性に目を開かされたのです。

京都府立医科大学の大学院生だった頃、私は恩師の吉川敏一《よしかわとしかず》先生の研究室で、活性酸素の研究に従事していました。

本書でもあとで詳しく述べますが、**活性酸素とは、簡単にいえば、私たちの体を錆《さ》びつかせ、老化させる物質です。その働きを抑える作用こそが「抗酸化」なのです。**

そして抗酸化作用を持つ成分は、さまざまな野菜に多量に含まれています。

「抗酸化成分が体にいい」ということは、今でこそ常識のように口の端に上っていますが、30年ほど遡《さかのぼ》る当時、そうした学説は一般の方々にはまったく知られておらず、研究者の間でさえ、「医者がなぜ、活性酸素のような目に見えないものを対象とした研究をするのか」と冷笑されていたのです。

今では、「植物の成分のうちでも、特に**健康増進に寄与するものは、活性酸素を抑える抗酸化成分である**」ということが広く知られています。

野菜を食べることがなぜ体にいいのか、その理由のひとつが、この研究であきらかになったわけです。

そうしたいくつかの経験を通じて、私はどんどん野菜に魅了されていきました。そして、野菜の成分が人体に望ましい影響を及ぼす詳しいメカニズムが知りたくて、あれこれと深掘りして調べていくにつれて、次々に興味深い事実に行き当たっていきました。

たとえば、**ネアンデルタール人はほぼ肉食だったという事実をご存知でしょうか。**私たちホモ・サピエンスに劣らないほどの知能を持ちながら、**彼らは私たちとの生存競争に敗れ、絶滅してしまいました。その背景にも、野菜が関わっているという説があります。**

「**ブルー・ゾーン**」**という言葉は、聞いたことがあるでしょうか。イタリアのサルデーニャ島、コスタリカのニコヤ半島など、100歳を超えるような長寿の人が特に多いことで知られる地域のことで、**最近、注目を集めています。沖縄もそのひとつに数えられています。こうした地域の人々は、なぜそれほどまでに長寿なのでしょうか。

ここでも、キーとなるのは野菜です。

野菜にはものすごいパワーがあります。その源泉は、植物の生存戦略にあります。植物は動物と違って、逃げも隠れもできません。有害な紫外線や、土中の病原菌、害獣や害虫から、自分の力で身を守らなければならない。そのために**植物は、紫外線による酸化の防止、殺菌や解毒、害虫の駆除などに役立つさまざまな成分を、自ら生み出しています。**

私たちは野菜を食べることによって、そうした有益な成分を体内に摂り入れているのです。

また、そうした成分の中には、薬に転用できるものもたくさんあります。**私たちが現在、使用している薬剤の七割以上は、植物由来であるか、もしくは植物にヒントを得ているものと言われています。**

そうした事実に触れれば触れるほど、そしてその背後にある、生物としての野菜の持つ実に精妙なメカニズムについて知れば知るほど、「人は野菜を食べるべきなのだ」ということが心の底から納得できるようになります。

本書を手に取った皆さんには、野菜をめぐるその謎解きにぜひおつきあいいただきたいのです。


野菜を食べることは、とても重要です。

最近、内科医として勤める中で気にかかっていることがあります。

「なぜか疲れやすい」「元気が出ない」と訴えていながら、原因がはっきりしない患者さんが多いのです。こうした人々の中には、実は壊血病《かいけつびょう》や脚気《かっけ》の予備軍が含まれているのではないかと私は疑っています。

壊血病はビタミンCの、脚気はビタミンB1の欠乏が原因で発症する病気です。どちらも放置すれば死に至ることもある恐ろしい病ですが、発症する原因もはっきりわかっており、**新鮮な野菜や果物も豊富に手に入るようになった現代では、ほぼ根絶されたと考えられていました。しかし壊血病の発症事例は今もって、しかも先進国でも報告されています。**そして「元気が出ない」といった状態は、それらの病気の初期症状である可能性もあるのです。

背景のひとつとして考えられるのは、先が見えずに長引くコロナ禍です。

ひと頃の厳戒態勢はようやく緩んできたものの、巣ごもり生活を余儀なくされたり、外食を控えたりする中で、自宅で酒浸りになったり、野菜をあまり食べずにインスタント食品などに偏る食生活を続けたりした人も多いでしょう。そんな人は要注意です。気づかぬうちに壊血病や脚気になりかかっている恐れがあります。

でも、コロナ禍は逆に好機でもあったのかもしれません。

家にいることを強いられるようなときこそ、野菜と向き合う絶好のチャンスなのです。

外食では野菜は摂りづらいのが現実ですが、「家メシ」なら、食材に何を使うかも、そのバランスも思いのままです。ぜひこの機会に、野菜を深く知り、それをおいしく食べる術《すべ》を身につけましょう。それによって、思わぬ病気から逃れることもできるのです。

もちろん、**積極的に野菜を食べれば免疫力も高まり、新型コロナウィルスにも感染しにくくなります。その意味でも、野菜と向き合うべきなのは今です。**

「野菜をめぐる謎解き」を始めるに当たって、本書の構成について軽く触れておきます。

第1章「人類が野菜を食べるべき理由」では、ネアンデルタール人はなぜ絶滅したのかという謎解きから、哺乳類の進化と菜食との関係、菜食が歴史の中でどう扱われてきたかといった問題について、人類学や遺伝子学の観点から述べていきます。

また、人類の健康増進に寄与してきた野菜の持つ驚くべき生存戦略、アントシアニンをはじめとする植物成分の多機能性や抗酸化作用のメカニズムなどを解き明かします。

第2章「肉と野菜、食べるべきはどっち？」では、肉食と菜食それぞれの一長一短を栄養学的見地から検証しつつ、理想的な食のあり方を探っていきます。

「健康増進には野菜がいい」と言われる一方で、イチローや内村航平《うちむらこうへい》などのスーパーアスリートの多くは、「肉好きで偏食」というイメージがあります。それでいてどうして彼らは、あれほどの目覚ましいパフォーマンスを発揮できたのでしょうか。その謎の背後から見えてきた意外な真相についても触れます。

第3章「野菜で病気を防ぐ」では、野菜の持つ多機能な成分が、私たちの健康を維持することにいかに役立っているかを、予防医学的見地から検証していきます。

先に挙げた壊血病や脚気といった病気がいかに克服されてきたかはその好例ですが、**一般に野菜の持つ多機能性には、免疫力の増強、コレステロール値の低下、疲労回復、血糖値の改善効果など、目を見張るものがあります。**

昨今では、質量分析計の技術により、野菜に含まれる成分がかつてない精度であきらかになってきています。この技術の開発者である田中耕一《たなかこういち》さんは、2002年にノーベル化学賞を受賞していますが、私もこの技術の恩恵には大いにあやかっています。

一定年齢以上の方は、アニメの「ポパイ」を覚えておいででしょう。ポパイが缶詰のホウレンソウを食べるや、筋肉ムキムキになって無敵の強さを発揮するという場面がありました。あれは、ポパイというキャラクターそのものが、全米ベジタリアン協会の宣伝用に作られたものだったからこその設定だとされていますが、最近になって、あながちアニメの中だけの話ではないらしいということがわかってきました。

そういうことも含めて、野菜を食べることがなぜ望ましいのかが理屈から腑に落ちること請け合いなのがこの章です。「ブルー・ゾーン」の住民たちがなぜ長寿なのかも、ここであきらかになります。

ただ、野菜を食べるべき理由がわかったとしても、おいしく食べられなければ、意識して野菜を摂ろうとする努力も腰砕けになってしまうでしょう。

第4章「おいしい野菜とは？」では、「こういう野菜はおいしい」あるいは「野菜はこうすればおいしく食べられる」ということを、具体例を挙げながら紹介していきます。

無理なくたっぷりと野菜が摂れるレシピを掲げる一方で、野菜をめぐるトリビアや、入念なアク抜きが必要な山菜との上手なつきあい方なども取り上げます。

そして第5章では、これからの食のあり方がどう変わっていくのか、その中で野菜はどう位置づけられるのかといった疑問について、私なりの素描を展開します。

野菜のみならず、植物という種そのものがいかに巧みな生存戦略を駆使し、いかに有用な成分を生み出しているかをお伝えしたいということも、本書執筆の動機のひとつです。

この本を読み終える頃には、これまで野菜が苦手だったという方も、野菜の重要性がよくわかり、野菜が大好きになっているはずです。そうなるための道しるべとして、私はこの本を書きました。

それではさっそく、「野菜をめぐる謎解き」の旅に一緒に出かけてまいりましょう。

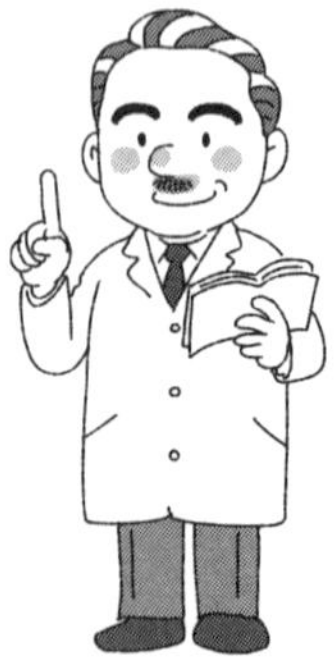

予防医学の名医が教える　すごい野菜の話◎目次

はじめに～野菜ってすごい～ 3

第1章 人類が野菜を食べるべき理由

生き延びた理由は野菜だった？ 24
命運を分けたのは実は食生活 27
植物の生存戦略を上手に利用 32
霊長類の祖先も植物中心の食習慣 35
驚異の生物種・植物の多彩なプロフィール 39
遺伝子のスペアがあれば危機を回避できる 43
なぜ植物は多様な成分を生み出しているのか？ 46

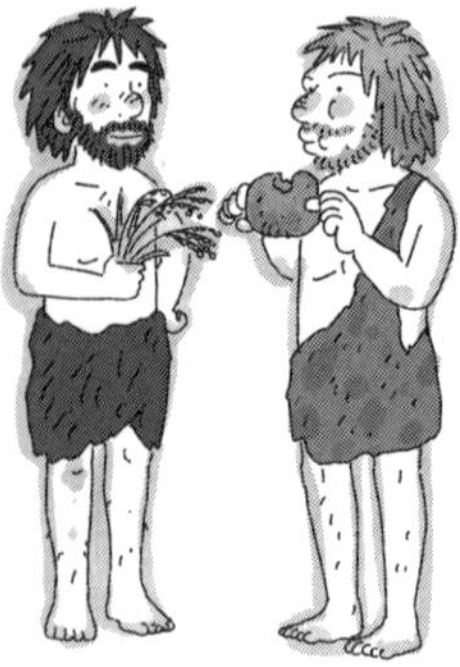

アントシアニンの持つもうひとつの役割　52
トウガラシはなぜ辛いのか？　56
イネの葉はなぜ細長い形をしているのか　63
世界で最初にビタミンを発見した日本人　65
ニンニクより効率的？　万能薬としてのジャガイモ　69
草食動物と野生種のジャガイモの関係　72
「腸活」への疑問と野菜の必要性　75
「ヨーグルトは腸にいい」は本当か？　77
腸内の善玉菌を育てるのは実は野菜　80
苦いピーマンこそ栄養価が高い　84

第2章　肉と野菜、食べるべきはどっち？

進化のアクセルとなった肉食と、菜食主義の興亡　90

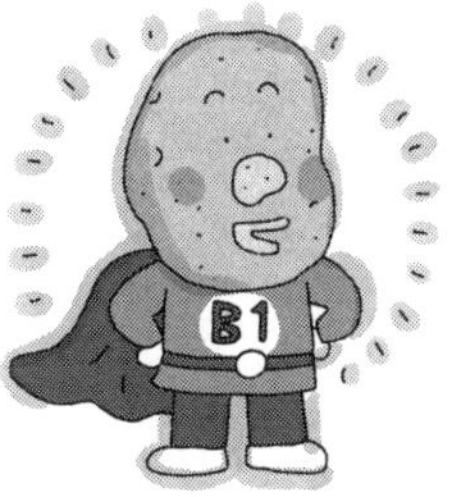

第3章　野菜で病気を防ぐ

ウシは草だけで大きな体を維持できるのか？　94
肉食こそがヒトへの進化のきっかけ　99
宗教をめぐる肉食と菜食の対立　101
菜食主義者は増えているの？　それとも減っているの？　105
肉食の利点とスーパーアスリートの食生活　107
似たもの同士こそ、血となり肉となりやすい　111
ハンバーガー好きのタイガー・ウッズ　113
イチローと内村航平の食の大きな共通点　118
肉食か菜食かの最終結論　125
肉と野菜をどういうバランスで摂るのがいいのか　128
流行のタンパク質ファーストは本当にいいのか　131

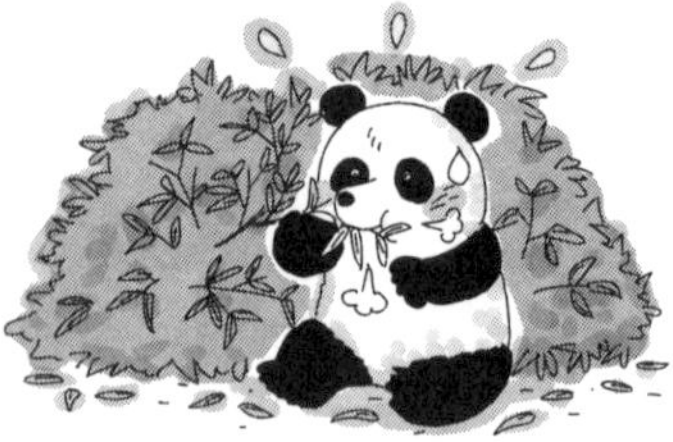

歴史を左右する植物の成分　138
秀吉はビタミンB１不足だった　145
ダイエットもビタミンB１不足になりうる　151
硫黄化合物を含む野菜たちのパワー　153
タマネギのすごい効能　158
なぜ刺身にはワサビを添えるのか？　160
野菜中心の食事が長寿の秘訣　164
長寿の国では一体何を食べているのか？　167
沖縄の長寿ごはん「ジューシー」　171
体にいい食材を取り過ぎると弊害も　173
野菜は天然の薬箱　177
トマトを食べない人は、リコピン不足になる　181
「ホウレンソウを食べると筋肉ムキムキになる」はホントー！　184
血糖値を下げるブロッコリとコマツナ　187
野菜をめぐる恐ろしい話　189

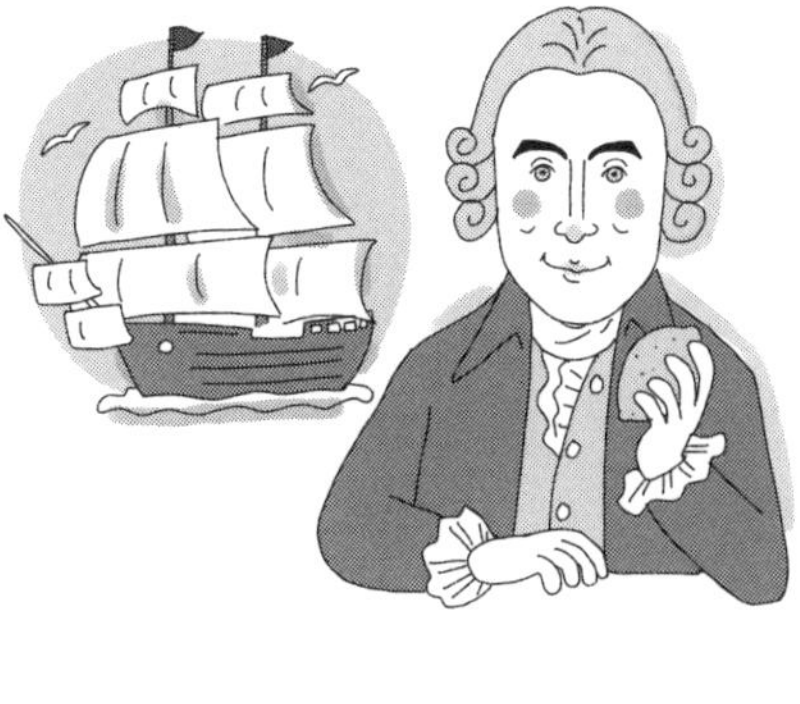

第4章　おいしい野菜とは？

医学的な知見から作る野菜を使ったレシピ　196
ビタミンCは茹で汁の中に溶け出す　197
ニンニクたっぷり、シナモンで辛味をマイルドにしたカレー　201
しゃぶしゃぶの煮汁に三種のキノコを加えた卵とじスープ　204
トマトを加えて作る栄養満点のビーフ・ストロガノフ　206
ファイトケミカルをたっぷり摂取できる〝ハーバード式〟野菜スープ　210
アク抜きを手軽に完遂する山菜の天ぷら　213
アミノ酸スコア満点の大豆など、三種の豆を入れた炊き込みご飯　218
サラダにするとおいしくて有益な野菜　223
寒い地方と暑い地方、それぞれのおいしい野菜　229

第5章　野菜と食の未来について

近い未来に待っている私たちの食の変化とは？　236
ＳＤＧｓを体現する究極のエコ農法　240
がんを予防する「スーパーベジタブル」の誕生　242
どんな食事がいいのか、あるいは悪いのか　243
グルテンは健康に害を及ぼすのか？　247
食を学ぶことで健康な食生活を志向するようになる　249

おわりに～なぜ野菜を食べるべきなのか？～　251

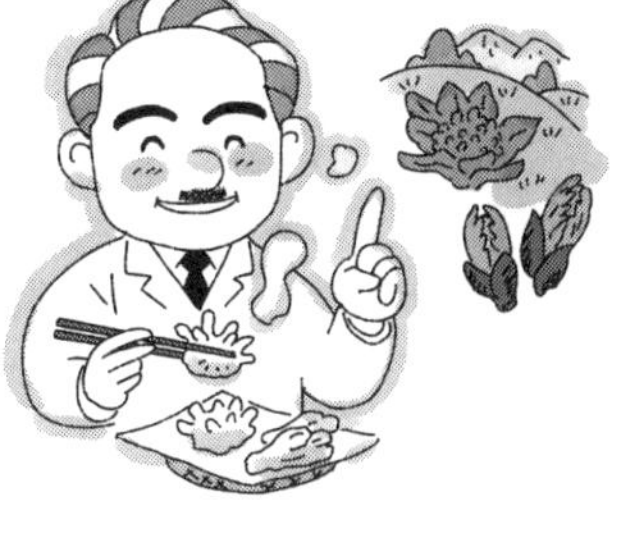

装丁◎石間　淳

第1章
人類が野菜を食べるべき理由

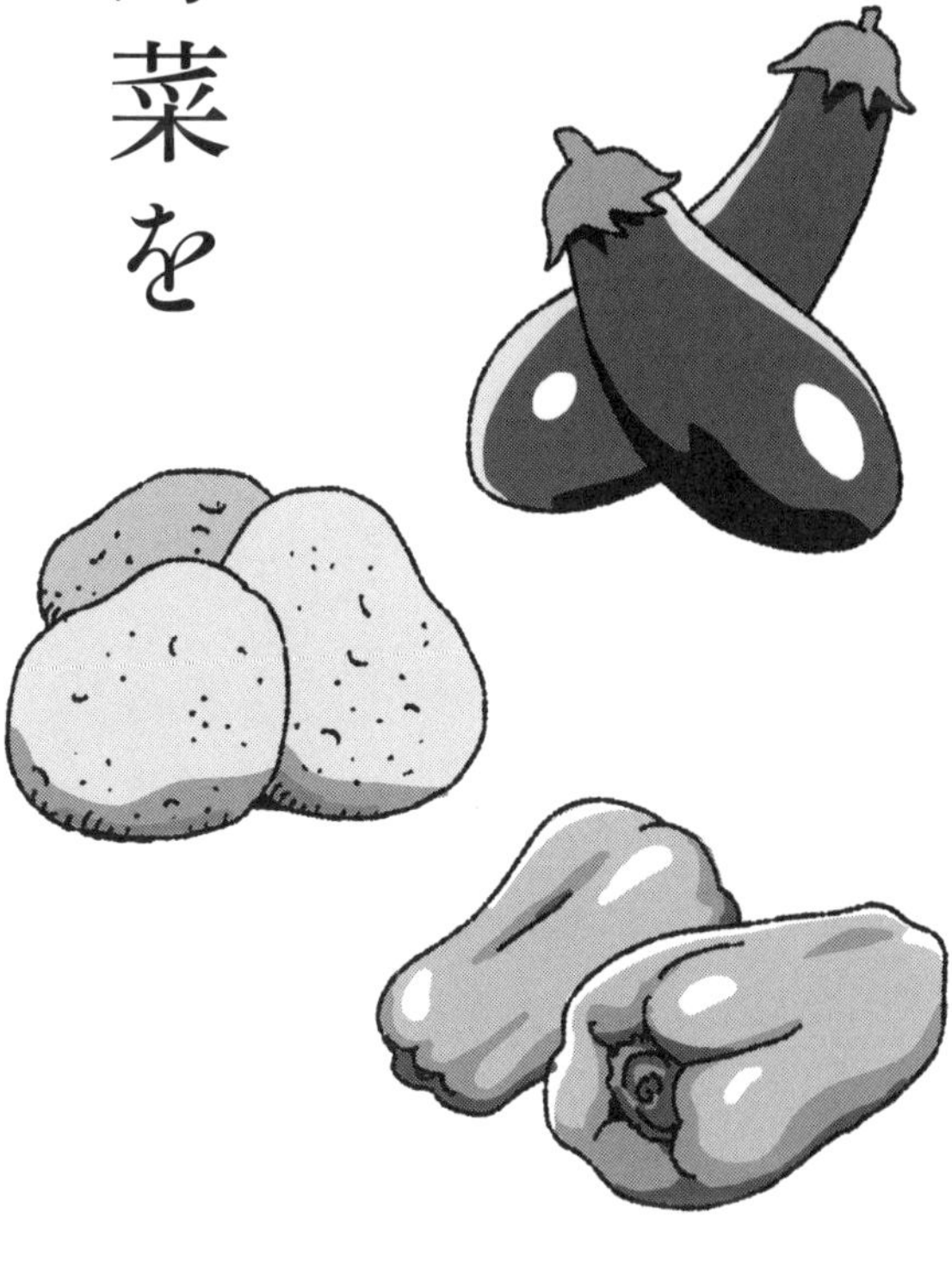

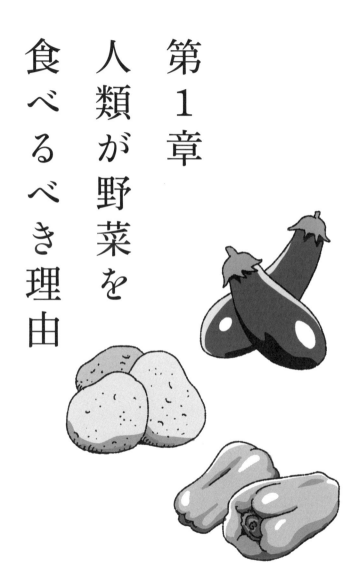

生き延びた理由は野菜だった?

まずは私たち人類、すなわち学名でいうところのホモ・サピエンスが、地球の長い歴史の中で現在に至るまで生き延びることに成功したことの謎に迫っていきたいと思います。

「野菜をテーマにした本なのに冒頭からどうして?」と読者の皆さんは不思議に思うかもしれません。しかし、実はこれこそが、本書の謎解きの糸口になるのです。

ホモ・サピエンスがネアンデルタール人との生存競争に勝った理由―両者の勝敗を決した核心が、「野菜を食べていたかいなかったか」にあったとしたらどうでしょうか――。

この驚きの謎を解明すべく、順を追って説明していきたいと思います。

ホモ・サピエンスは、太古にサルから進化したヒト属の中で唯一、現代まで命脈を保っている種族です。しかし太古から続く歴史の中では、ホモ・サピエンス以外にも、アウストラロピテクス、ホモ・ハビリス、ホモ・エレクトスなど、この地上で繁殖し、そして滅んでいったさまざまなヒト属がいました。ネアンデルタール人もそのひとつです。

2022年のノーベル生理学・医学賞は、ネアンデルタール人のゲノム解読に成功したグループが受賞しました。それによると、**ホモ・サピエンス固有のゲノム、すなわちネアンデルタール人とは異なるゲノムは、わずか7%以下とされています。**ネアンデルタール人とわれわれ人類は、驚くほど似通っているということです。

それでいて、かたや滅亡、かたや繁栄で今に至ります。この差はいったい、どこから生じたのでしょうか。

順序からいうと、ネアンデルタール人が絶滅した後に、現生人類であるホモ・サピエンスが登場したかのように捉えられがちですが、実際にはこの**両者は、かなり長い期間、並行して存在していました。**

ネアンデルタール人がヨーロッパ大陸に現れたのは、諸説ありますが、およそ40万年ほど前だと考えられています。一方、ホモ・サピエンスは、遅くとも30万年前には、「緑のサハラ」と呼ばれる現在のモロッコ周辺に登場していました。

ネアンデルタール人はやがてヨーロッパ大陸から南下していきますが、彼らがいつ、どのようにしてホモ・サピエンスと遭遇し、どのように生存競争を繰り広げたのかについては、はっきりしていません。いずれにしても、彼らネアンデルタール人は私たちホモ・サピエンスとの戦いに敗れ、絶滅しました。ただしそれは、単純に彼らが私たちよりも「劣っていた」ということを意味するのではないようです。

彼ら**ネアンデルタール人は、少なくとも知能の面では、現在の人類とほとんど差がありませんでした。**脳の容積だけを比べれば、実は人類よりも大きかったことがわかっています。つまり**彼らは、われわれよりむしろ賢かった可能性すらあるのです。**

事実、彼らは言語で意思疎通を図り、火を使って調理していました。衣服を身につけ、それを装飾品で飾る風習も持っていました。舟に乗って海を渡る技術もあれば、彫刻や工芸品を作ったり、フルート状の楽器を作って音楽を嗜《たしな》んだりするような高度な文化もありました。葬儀の風習もあったようです。

そんな優れた種族であったネアンデルタール人が、なぜ絶滅してしまったのでしょうか。われわれ人類と、どこで明暗が分かれたのでしょうか？

命運を分けたのは実は食生活

ネアンデルタール人については、現在では遺伝子も採取でき、かなりのことがわかってきています。その中には、**彼らがウィルスに感染しやすい遺伝子を持っていたとする研究もあります。**

世界中で猛威を振るった新型コロナウィルスに関しても、人種の違いによって感染しやすさに差が生じていることを証拠立てる調査結果が出てきていますが、それを思えば、ネアンデルタール人とホモ・サピエンスの間でそういう違いが生じていたとしても、まったく不思議ではありません。

また、ネアンデルタール人は私たち人類と違って、**脳梁《のうりょう》が発達していなかったという研究結果もあります。**脳梁とは、右脳と左脳とをつなぐ神経線維の束のことです。

つまり、**左右の脳の連携がうまく働かなかったことが、生存競争において不利になったのです。**

一般に、左脳はもっぱら言語や論理的思考を、右脳は直感やイメージなどを司ると言われています。この二つを結びつける脳梁が発達している方が、コミュニケーション能力が高く、集団生活に適しているという説があります。

ネアンデルタール人は、家族単位の小さな集団で生活していたと思われる一方、ホモ・サピエンスは、複数の家族が寄り集まり、150人規模の大集団で行動していたというのです。集団の規模が大きくなればなるほど、コミュニケーションは盛んになります。

たとえば石槍などの道具ひとつ取っても、そのアイデアや、それを作り出す技術などが、世代を超えて継承されやすくなり、大勢が知恵を持ち寄ることによって、方法がさらに改善されていくことにもつながるでしょう。**家族単位の集団では、その家族が死に絶えた時点で技術も途絶えてしまいます。**

集団の規模を大きくすることで技術革新が加速していく過程を、〝集団脳〟の獲得と呼ぶのですが、その**〝集団脳〟を獲得できたかどうかが、ネアンデルタール人とホモ・サピエンスの運命の分かれ目だったということです。**そこには、脳梁の太さの違いが関係していたはずです。

そうした要因もさることながら、両者の命運を分かつ最大の決め手となったのは、

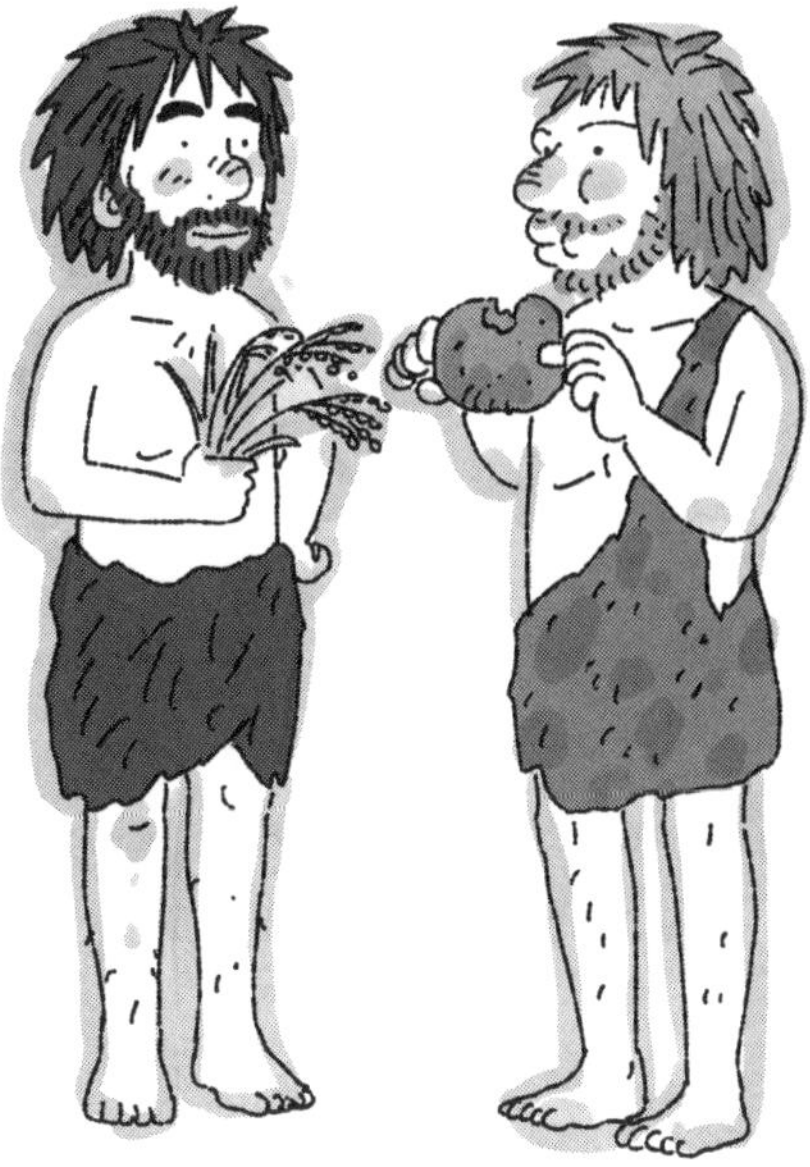

食生活の違いだったのではないかと私は考えています。

ネアンデルタール人が登場した時代のヨーロッパは寒冷な気候で、荒れ地が広がっていたため、彼らの食生活は、肉食に偏る傾向が強かったと考えられています。彼らが口にする食物の80%は、マンモス、サイ、ヒツジ、イルカ、ハトなどの動物で、残り20%が野菜でした。特にタンパク質に関しては、摂取したもののほとんどすべてが動物由来であったことがわかっています。

一方、ホモ・サピエンスは雑食性であり、口にするものは野菜、果物、貝類、狩猟肉、乳製品、穀物と非常に多彩でした。食べるものの三分の二は野菜だったといいます。

肉が手に入るうちは、ネアンデルタール人も安泰でした。ところが、彼らが狩猟していた動物の多くは、気候変動や乱獲が原因で激減していき、旧石器時代の末期には、肉がほとんど手に入らなくなっていました。肉食に依存していたネアンデルタール人にとっては、致命的な事態だったわけです。

もっとも、彼らが結果として絶滅に追いやられたのは、単に肉食に偏っていたという理由のみによるものではないと思います。彼らと違って生き延びた**ホモ・サピエン**

スは、植物成分を摂取することによって、免疫力を高めていたと考えられます。つまり、先に述べた遺伝子上の違いとも相まって、ホモ・サピエンスの方がネアンデルタール人よりも、疫病等に強かったのではないかと私は考えています。

のちに詳しく述べますが、植物は逃げも隠れもできず、自分から獲物を取りに行くこともできません。そのため、どこであれ生育した場所で、土中の病原菌や、降り注ぐ有害な紫外線、食害しようとする昆虫や動物などから、自らの身を守らなければならない。そのために植物は、実に多様な成分を産生しています。その中には、人体にとって有用なものもたくさん含まれています。

特に**ポリフェノール、ビタミンC、ビタミンE、カロテンといった栄養素は、植物からしか摂取することができません。**

ポリフェノールなどは免疫力を高めることが現在では知られていますが、野菜や果物等を通じてそうした成分を摂取していた人類は、そのおかげで数々のウィルスなどに打ち勝つことができたわけです。

植物の生存戦略を上手に利用

ホモ・サピエンスの間で、先ほど述べた〝集団脳〟が発達していたことは、ここでも有利に働いたはずです。「植物をどう食べるか」という部分に、集団ならではの知恵が生かされる局面が多々あったと思われるからです。

植物は、有益な成分を多量に含んでいる一方、硬い食物繊維のために、消化されにくいという難点も抱えています。

草食動物である**牛に胃が四つもあるのは、胃の中で消化酵素と生息する微生物の力を借りて「反芻《はんすう》」をしながら、食べたものをゆっくりと分解して、必要な栄養素をそこから無駄なく汲《く》み取る必要があるからです。**

人類には胃がひとつしかないため、植物を生のままただ食べるだけでは、ほとんど消化できないまま排出されてしまいます。

しかし**人類は、火を使うことを知っており、さまざまな器具を用いて食材を調理する術《すべ》も知っていました。野菜も火を通せば、堅固な細胞壁が壊れ、セルロースなどの**

食物繊維が分断されて、消化しやすい状態で口に入れることができます。

ネアンデルタール人も火を使っていましたが、彼らはそれを、おそらくもっぱら肉を調理することにのみ利用していたはずです。もちろん、肉を火で調理することにも、多くの利点があります。殺菌効果がある上に、火を通せば長期保存も可能になります。消化しやすくしたり、タンパク質をアミノ酸に分解してうまみ成分に変えたりすることもできます。

ただ、その技術を植物に応用できたかどうかで、道は大きく分かれたのではないでしょうか。

植物が自らの身を守るために生み出している成分の中には、ポリフェノールなどの有用な栄養素がある一方、人体にとって毒になるものも含まれています。アルカロイドと総称される成分です。その中には薬に転用されているものもあり、「毒と薬は紙一重」といったところなのですが、そのような成分を不用意に口にすれば、健康に害が及ぼされることもあります。山菜に含まれるアクなどはその代表例です。

しかし人類は、そうした毒素も、「アク抜き」という形で適切に取り除いた上で、野菜などから体にいい部分だけを摂取する知恵を身につけてきました（植物のアク抜きについては、第4章で詳述します）。

そうした知恵が代々受け継がれてきたのも、ホモ・サピエンス特有の〝集団脳〟の賜物なのではないでしょうか。現代においても人気の「肉野菜炒め」（日本はもちろん、中国文化圏や東南アジア全域で普遍的な調理法のひとつ）なども、そんな中から生まれてきた料理なのかもしれません。

植物がそうした多様な成分を産生するのは、本来は自らが生き延びるための生存戦略であるわけですが、人類はその植物の生存戦略を上手に利用して、自らの免疫力や抵抗力を高めてきたのだということです。

そしてネアンデルタール人は、不幸にも、その術を知らずにいたのではないでしょうか。食肉が入手しづらくなったときに、野菜などで食いつないで生き延びるという知恵もなく、肉食に依存していたばかりに、疾病に対する免疫力にも乏しかった。それこそが、おそらく彼らの敗因だったのだろうと私は考えています。

野菜を食べるかどうかで明暗が分かれたネアンデルタール人とホモ・サピエンス――。それだけでも、野菜を食べることがいかに重要かということがおわかりいただけるのではないかと思います。

霊長類の祖先も植物中心の食習慣

実は、人類――というより、もっと大きな枠組みとしての霊長類自体に、菜食との深いつながりがあります。

およそ6500万年前、最初の霊長類といわれるプルガトリウスという動物が地球上に現れました。霊長類といってもネズミのようななりをした小さな生き物で、われわれ人類とはあまり似ていなかったようです。この**プルガトリウスが、サルやチンパンジーを含むあらゆる霊長類の祖先となりました。**

その彼らが何を食べていたのかというと、果物や花などでした。同時代に生きていた、**プルガトリウスに似た別の種は昆虫中心の食事でしたが、そちらは絶滅してしまいました。**プルガトリウスから枝分かれした霊長類の仲間は、それ以降、数千万年の間、植物中心の食の習慣を維持しました。

その意味では、肉食に偏向していたネアンデルタール人は、霊長類の中では異端だったのかもしれません。

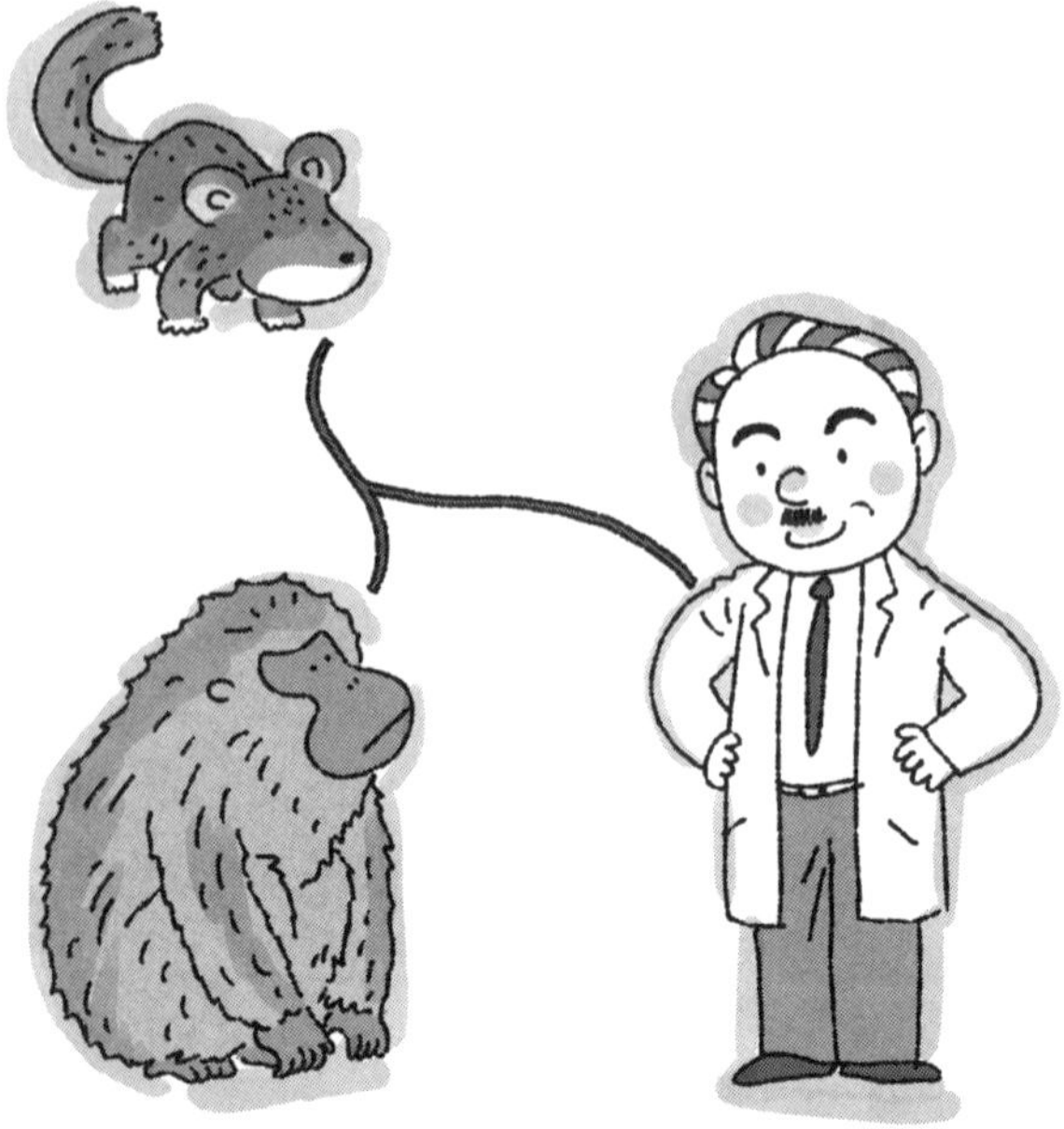

なお、夜行性だったプルガトリウスは色の識別ができず、白と黒しか見分けられませんでした。他の哺乳類もそうです。まだ恐竜が地上を席巻していた時代に生まれた哺乳類は、捕食者である恐竜の目を恐れて、夜間にだけこそこそと動き回る習性を身につけていたからです。

夜の闇の中で最も見えにくいのは、赤い色です。だから**哺乳類は、赤い色を識別できる能力をある時期から失っていました。ところが、**その後の進化の過程で、プルガトリウスの子孫である**サルの仲間だけは、赤を見分ける能力を突然変異によって回復しました。**

赤い色を識別できることがなぜ重要なのかというと、それが熟した果実の色だからです。つまり、**栄養を豊富に含んだ望ましい食べ物を見分けることにつながる能力**だったということです。

おもしろいことに、人類の祖先に関しては、赤い色を識別する遺伝子を取り戻すのとほぼ同時に、体内でビタミンCを合成する遺伝子が失われています。理由はわかりません。ビタミンCを自ら作れなくなったことを補償するために、ビタミンCを多く含む果実を見分けられるようになったのだと考えられなくもないですが、進化の過程で起きる遺伝子の変異はランダムなもので、そうした脈絡では説明しきれないところがあるのです。

ともあれ、**人類は赤い色を見ると、副交感神経が刺激され、食欲が増進する**といわれています。それを思えば、われわれが飲み屋街でつい赤ちょうちんに吸い寄せられてしまうのも当然（？）というわけです。

ところで、旧約聖書を見ると、われわれの祖先は本来、菜食主義者であるべく命じられていたということがわかります。『創世記』第一章二九には、「見よ、全地に生える、種を持つ草と種を持つ実をつける木を、すべてあなたたちに与えよう。それがあなたたちの食べ物となる」（新共同訳）という神の言葉が記されています。

これが史実を忠実になぞったものだなどと言うつもりはありませんが、これを見ると、人類の祖先であるプルガトリウスが完全菜食主義者であったことを、この時代の人々がすでに知っていたかのように思えて興味深いとは思いませんか？

このように、人類の食をめぐる歴史とは切っても切れない関係がある菜食には、いくらでも深掘りできるおもしろさがあります。それは、野菜を含む植物という生物種が、驚くべき側面を無数に持っているからでもあります。

次は、その植物の生存戦略について、人類の健康維持との関連から詳しく見ていきましょう。

驚異の生物種・植物の多彩なプロフィール

植物は、この地球上に20万種以上存在すると推計されています。まだ見つかっていない植物種も含めての推計ですので、実際にはそれよりはるかに多い可能性もあります。それ自体が途方もない数ですが、では、植物が生み出す成分の種類は、全部でいったいどれくらいあるのでしょうか。

植物が生み出す成分とは、トマトに含まれるリコピン、ナスやサツマイモに含まれるアントシアニンといった化学成分のことです。たとえばビタミンCなどは、ピーマンやブロッコリやジャガイモ、イチゴ、レモンなど、多数の種に広くまたがって存在していますが、特定の植物種にしか存在しない成分もあります。

〈はじめに〉でも触れた質量分析計の技術によって、昨今は植物種のメタボローム解析が進み、それぞれの種が持つ成分についても詳しいことがかなり明らかになってきています。**メタボロームとは、ひとつの生物種が作り出す代謝産物の総体のことで、質量分析計を使えば、それを網羅的に分析することができるのです。**

そうした分析を通じて、特定の植物種だけに含まれる固有の化学成分は、一種あたり平均して4・7個であると推定されています。これに先ほどの植物種の推定総数である20万をかけ合わせるだけでも、ざっと100万。つまり、**植物が作り出す成分の種類は、最低でも100万はあるという計算になります。**

現在はこうした成分についてデータベースのようなものも構築されています。木更津市にあるかずさDNA研究所の保有するデータベースが有名ですが、その生物活性について一部でも調べられている植物種は、現時点で全体の10％程度にすぎません。まだまだ発展途上の研究分野だということです。

それにしても、植物はなぜこれほどまでに多様な成分を生み出しているのでしょうか。ここで焦点を当てたいのは、その謎です。

実は植物には、もうひとつ大きな謎があります。それは、ゲノムのあり方が動物のそれとは大きく異なっていることです。

ゲノムとは「遺伝情報の総体」を意味する言葉であり、生物種ごとに定められた設計図のようなものです。

１９９０年代以降、さまざまな生物の全塩基配列を解読するゲノム解析が進んでいます。塩基とは文字に相当するもので、たとえば**ヒトのゲノムは、およそ30億個の塩基から成り立っています。**これを百科事典に喩えるなら、30億文字の情報がそこに書き込まれているということです。

では、植物のゲノムがどれほどの情報を持つかというと、**コムギは約１７０億塩基でヒトゲノムより桁違いに多いのですが、一方でイネは約3・9億塩基、とばらつきがあります。**総じて植物ゲノムの方が動物ゲノムよりも多いと説明している研究者もいるのですが、植物ゲノムの研究はまだ端緒についたばかりであり、解明されていない部分も多いため、現時点で確たることは言えません。

それよりも**興味深いのは、動物ゲノムよりも植物ゲノムの方が、概して遺伝子の数が多く、それぞれが長いという傾向が見られることです。**この話は、前述のかずさＤＮＡ研究所で現在は理事長を務めていらっしゃる大石道夫《おおいしみちお》先生から伺いました。

ここで言う「遺伝子」とは、ゲノムに書き込まれた膨大な「文字」のうち、「文章」として読める部分のことを指しています。ゲノムは、遺伝子としての働きがわかっている部分と、そうでない部分とで構成されています。

遺伝子としての働きがわかっているというのは、たとえば「ここからここまでは、炭水化物を代謝することに関与している部分」「この部分は、油脂を代謝することに関与する遺伝子」といった形で読み取り、理解することができるということです。そういう部分を、学術的には「遺伝子」と呼ぶことが多いわけです。

そうした遺伝子と遺伝子の間を、働きがよくわかっていない——すなわち、「文章」として読むことができない部分がつないでいます。ゲノムの総体は、そのような形で成り立っているのだと考えてください。

植物ゲノムに関しては、そういう意味での「遺伝子」の部分が多い上に、それぞれが長く、なおかつ役割が不明の「読み取れない部分」が比較的少ないというのです。

それは、どういうことを意味しているのでしょうか。

ヒントは、植物という生物種が置かれた境遇にあります。

動物なら、たとえばそれまで住んでいた環境に食物が乏しくなれば、より多くの食物が手に入る別の場所に移動することができます。気温の上昇や強い日差しが体にとって負担になれば、森の中や岩陰に逃げ込んで日差しを避けることもできます。ところが**植物は、いかなるストレスに晒《さら》されても、自ら動くことができないため、どうにかしてその場で、なおかつ自力で対処しなければなりません。**

植物ゲノムにおける遺伝子の数が多く、それぞれが長いという特徴は、周囲の環境がどのように変化しても対応できるようにするために身につけた備えのようなものと考えられます。いくつものシナリオを想定し、そのそれぞれに特化した対応策を生み出すための遺伝子を、無数に用意しているということです。

一方、ヒトも含めた動物は、ゲノムの中に比較的短い遺伝子を少なめに持っているだけです。そのかわり、それらを状況に応じて適宜につなぎ替えたり組み合わせたりすることで、危機に対して柔軟かつ機動的に対応する方向に進化していきました。生存戦略としては、植物と動物は対照的と言っていいかもしれません。

遺伝子のスペアがあれば危機を回避できる

植物は、遺伝子を格納している染色体のセット数を表す「倍数性」においても、際立った特徴があります。

ヒトを含む動物の多くは、父親と母親双方のゲノムから引き継がれた染色体を一対ずつ持つ「二倍体」です。父方と母方両方の染色体を持っていることは、生存していく上で有利になります。たとえば、父親から受け継いだ遺伝子に、特定の病気にかかりやすい欠損があったとしても、母親から受け継いだ遺伝子に問題がなければ、それに助けられて発病を回避できるといったケースが考えられます。一方に問題があっても、もう一方のスペアがその欠損を補ってくれるのです。

しかし、そのときは発症せずに済んだとしても、孫の代になって、結局その病気にかかってしまうというケースもあります。遺伝的形質としては、その病気にかかりやすい因子を持ちつづけているため、スペアの遺伝子によってもカバーできないことがあるからです。

その点、**植物には、六倍体や八倍体の種がざらに存在します。**たとえば、私たちが食べるパンの原料であるコムギは、六倍体です。サツマイモはやはり六倍体、イチゴに至っては八倍体です。なお、六倍体というのは、似たような三種類のゲノムを二セット持っているということです。わかりやすく言えば、父親と母親が三人ずついて、その全員から受け継いだ遺伝子をひとつの細胞の中に収めているようなものです。

その中でひとつの遺伝子が環境に適応できず、うまく働かなかったとしても、残り五つもスペアがあれば、危機を回避できる可能性はかなり高くなるでしょう。それも植物の生き残り戦略の一環なのかもしれず、その神秘性には脱帽の念を禁じえません。

ただし、こうした六倍体、八倍体といった多倍体細胞は、ヒトも含む動物にとっては異常な存在です。体内にそうした細胞があると、そのままがん化して、生き延びられなくなってしまうリスクを負うことになります。一方、動物とは異なるルールで進化してきた植物にはそのようなことが起こらず、六倍体、八倍体のまま子孫を残していくことが可能になったということです。

もっとも、**植物にそういう倍数性を持つ種が多いのは、ひとつには人類による栽培の影響を受けているからでもあります。**植物体は、ゲノムの倍加によって大型化することが知られています。突然変異によってゲノムが倍になり、大きな実をつけるようになったイチゴなどを、人類が選抜して栽培を進めていった結果、そうした遺伝子を持つタイプだけが生き延びて、現在の状況があるのだとも考えられます。

いずれにしても、そんな植物のゲノム解析は、困難を極めるようです。

私もヒトの遺伝子については、ＤＮＡシークエンサーを使って解読した経験がありますが、二倍体であるヒトのゲノム解析は、それほどむずかしくありません。父親から受け継いだ遺伝子を特定できれば、それ以外が母親から受け継いだものだと容易に判別できるからです。

しかし八倍体の植物ともなると、似たような遺伝子が忍者のように八つも現れることになります。それぞれがどう違うのか、何に対してどんな働きを持っているのか、今見ているのはどの父親の（あるいは母親の）遺伝子なのか、それを読み取るのがたいへんむずかしくなります。

ゲノム解析ができるようになっても、それを品種改良に活かすといったことは、想像しているほど簡単なことではないと思います。

なぜ植物は多様な成分を生み出しているのか？

さて、ここで最初の謎に戻ります。すなわち、植物はなぜ、アントシアニンなどの多様な成分を生み出しているのかという疑問です。もうおわかりでしょう。それも植物の生存戦略であり、どんな環境に置かれても、**どんな危機に見舞われても、自らは**

動かないままその場で対応できるように、植物は縦横に策を張り巡らせて身を守ろうとしているのです。そのために、多様な成分を産生して有事に備えているのです。

しかし、植物はいったい、身を守るためにどれだけの備えを用意しておかなければならないのでしょうか。有害な紫外線、気候の変化、土中の病原菌、食害する昆虫や動物……と脅威は尽きません。周囲の環境に発生した有害物質も自ら解毒しなければなりませんし、食害されないための防御物質を作る必要もあります。

それと並行して彼らは、受粉させるために昆虫を花におびき寄せたり、種子を拡散して繁殖するために鳥や動物などに実を食べてもらったりもしています。それらの多様なニーズに、植物はどう応えているのでしょうか。

そもそも**植物細胞は、シアノバクテリアという細菌が真核細胞に取り込まれ、葉緑体に進化して細胞内で共生するようになったことで誕生したと見られています。**

こうした「細胞内共生」の例としては、われわれ人類も含むあらゆる真核生物が細胞の中に持っているミトコンドリアがよく知られています。ミトコンドリアもまた、好気性細菌という別の生き物が、真核細胞に取り込まれた痕跡と考えられているのです。もちろんミトコンドリアは、植物細胞の中にも存在します。

好気性細菌は、酸素を利用してエネルギーを作ることを得意とする生物です。今から20億年ほど前、**植物細胞の祖先となったアメーバ様の細胞は、この細菌をミトコンドリアとして取り込んで共生を果たすことによって、自らエネルギーを生み出すことができるようになりました。**その10億年ほど後に、**この細胞はシアノバクテリアと出会い、それをも葉緑体として細胞内に取り込んで、光合成の能力を得たのです。**

葉緑体は、太陽光を浴びることで大気中の二酸化炭素を固定し、糖質と酸素を作り出します。ミトコンドリアは、酸素を使ってその糖質を燃やすことで、エネルギーを生み出します。このような効率的なサイクルを実現させた細胞が進化して植物となり、現在にまで至る繁栄をもたらしたのです。

植物は、それに加えて根から土中の養分を吸い上げて暮らしているわけですが、逆にいえば、それだけですべてを賄《まかな》わなければならないという制約のもとに置かれています。限りあるリソースを生長に投資して、自らも大きくならなければならない中、吸い上げた養分や光合成で作り出した糖分は、効率よく配分する必要があります。身を守るための、あるいは繁殖を促すためのさまざまな成分を作り出すことだけにかまけているわけにはいかないのです。

そこで植物は、自らが生み出す成分のひとつひとつに、できるだけ多くの機能を持たせるようにしてきました。ひとつの成分が多機能であればあるほど、身を守るコストは少なくて済むからです。

ここでは、アントシアニンを例に取って見てみましょう。アントシアニンはポリフェノールの一種で、ブルーベリーやブドウなどの果実、ナス、紫イモ、赤タマネギや紫キャベツなどに多く含まれる青紫色の天然色素ですが、単に色が鮮やかできれいというだけではなく、驚くほど多くの機能を持っているのです。

もちろん、鮮やかな色自体にも理由があります。**アントシアニンは、植物を赤く発色させることで有名な物質です。花の色が赤や紫になるのは、アントシアニンによるものであることが多く、その色が昆虫や鳥を引き寄せ、受粉を促すのです。**リンゴの実が赤かったり、ブドウの実が紫色だったりするのも、それと似た理屈です。その色に惹かれてやってくる鳥やサルなどに実を食べさせ、種子をばらまかせるためです。

しかし、色とは関係のない機能も、アントシアニンにはいくつもあります。

たとえば、サツマイモの赤みもアントシアニンによるものですが、土中に埋まっているサツマイモが赤いことに意味はあるのでしょうか。この場合は、**色とは無関係に、**

アントシアニンが持つ抗菌活性や免疫力の作用がキーになっています。それのおかげで、サツマイモは土壌の雑菌から身を守っていられるのだと考えられます。

アントシアニンの持つ機能としてとりわけ重要なもののひとつは、紫外線から保護する作用、すなわち抗酸化作用です。

〈はじめに〉でも少し触れましたが、野菜などに含まれる抗酸化成分は、近年、健康との関連で特に注目されている物質です。アントシアニンをはじめとするポリフェノール以外にも、カロテノイド、クロロフィル、フィコシアニンなどにもこの抗酸化の働きがあり、**こうした成分を「ファイトケミカル」と総称することもあります。**

紫外線は、多くの生物に有害な影響を及ぼし、細胞内に活性酸素が発生する原因となります。活性酸素とは、通常の酸素よりも反応性が高く、接触したものを酸化させる性質を持つ物質です。金属が酸化に伴って錆びるように、われわれの体も、酸化すればダメージを受け、老化が進みます。老化とは、ある意味では「体が錆びる」ことなのです。シミやそばかす、皮膚がんなども、活性酸素が原因で生じる場合があります。

こうした紫外線からのダメージは、植物も当然、受けています。**日光を避ける術が**

ない植物にとっては、事態はいっそう深刻と言っていいでしょう。そのダメージへの対抗手段として植物が生み出している防御物質——それこそが抗酸化成分なのです。そうした成分を、人類も含めた動物は、自ら作り出すことができません。だから、植物を摂取することで補う必要があるのです。

アントシアニンもそのひとつであり、植物を鮮やかに色づかせる色素であると同時に、植物の細胞を酸化から防御する働きもしています。赤ジソの葉が赤いのはそのためです。また、**南洋などのトロピカルな地域に生育する作物や果実に、赤みを帯びたものが多いのも、強い紫外線から自らの身を守ろうとして、アントシアニンを産生しているためなのです。**

第3章で詳しく述べますが、長寿の人が多いことで知られる、沖縄も含めた「ブルー・ゾーン」が、亜熱帯など、紫外線が強い地域に集中していることも、アントシアニンと関連させて考えると興味深いものがあります。

たとえば沖縄も、本土の五倍から一〇倍も紫外線が強いと言われています。そして**紫外線が強いほど、そこに生育する作物は、アントシアニンをはじめとする抗酸化物質をより多く産生します。**そうした作物を日ごろから摂取しているその土地の人々は、それだけ体が老化などから守られているのかもしれないのです。

植物自身が紫外線から身を守るために生み出しているアントシアニンを、人間が巧みに利用しているということです。

アントシアニンの持つもうひとつの役割

さて、以下は野菜とは直接の関係がない話なのですが、実は、**秋の名物である紅葉も、アントシアニンの働きによるものです**。具体的には、アントシアニンの持つ多彩な機能のうちのひとつである、細胞保護作用がそれに関わっています。

先に断っておきますが、この本の中では、ときどき話が野菜以外の植物などに飛び火することがあります。「野菜と関係ないじゃないか」と言いたくなる方もいらっしゃるとは思いますが、私はぜひ、それも含めた植物という生物種のめざましい生態、その生命活動の精妙さや神秘性をお伝えしたいと思っています。それを踏まえた上で、植物の一翼を担う野菜にも興味を持っていただきたいのです。どうかそのつもりで、話が脇道へ逸れてもおつきあいください。

余談ながら、私は長らく京都に住んでいました。京都といえば、紅葉の名所を多く擁していることでも知られており、秋場になるとそれを目当てに観光客が引きも切らず押し寄せてきます。しかし中には、早すぎるタイミングで訪れてしまう人もいます。そんな見知らぬ観光客から、一住民にすぎない私が、「なんで紅葉してないんだ」と腹いせに当たられたこともあります。

まだ十一月の頭くらいの時期のことでした。京都では、十一月下旬くらいになって急に冷え込まないと、紅葉が見られないのです。その観光客の人は、安い料金に釣られて、まだ紅葉した木もない時期のツアーに、だまされて参加してしまったのではないでしょうか。

紅葉の美しさで知られる**カエデ等の落葉広葉樹の葉が真っ赤になるのは、外気が急激に冷え込んでからのことです。これは、葉が凍結してしまう危険性を木が察知して、栄養などを葉に送らなくなる結果として起こる現象**なのだということが、最近になってわかってきました。枝と葉の間に、「離層」と呼ばれる壁のようなものが形成され、水分や栄養等の行き来が遮断されるのです。そうして枝からの供給を止められた葉は、いわば〝省エネモード〟に入ります。

日照が十分にある季節には、個々の葉は、枝から送られた栄養分などを使って、光合成によって糖質を産生し、それを枝に送り返しています。「離層」によって枝との間が遮断された後も、葉はしばらくの間、光合成を続け、糖質が作られつづけるのですが、もはやそれを枝に送ることはできないため、葉の中で糖質は過剰に蓄積されます。それがさまざまな生合成を経て、アントシアニンに生まれ変わるのです。葉が赤みを帯びるのは、そうした作用によるものです。

そのとき、**個々の葉は、自らが合成したアントシアニンによって、二つのことを同時に成し遂げています。**

ひとつは、葉自体を枯れにくい状態にすることです。枝からは栄養の供給も止まってしまうため、葉は傷んで枯れてしまう危険に晒され、その結果として活性酸素が発生します。それに対して葉は、アントシアニンを抗酸化物質として機能させ、その〝アンチエイジング効果〟をもって、活性酸素と闘います。

もうひとつは、葉自体の凍結を防ぐことです。

実はアントシアニンには、細胞内の水分を保持する作用もあります。「保持」というのは、保水性のことでもありますが、水が凍結しないようにすることも意味しています。

葉の細胞内にアントシアニンが充満すると、水分がドロドロのゼリー状になり、凍りにくくなります。ゼリーを冷凍庫に入れてもなかなか凍らなかった、という経験をお持ちの方もいるのではないでしょうか。

これは、「凝固点降下」と呼ばれる現象です。水が氷になるということは、水の分子運動が止まることを意味しています。そのとき、水の分子周囲にそれを阻害するような成分があると、分子運動は止まらず、水はなかなか凍らなくなります。紅葉した葉は、その性質を利用して、アントシアニンによって凍結を免れているのです。

このように、**アントシアニンひとつ取っても、受粉促進作用、繁殖促進作用に加えて、紫外線からの保護作用、抗酸化作用、抗菌作用、細胞保護作用、凍結防止作用など、その機能は目を見張るほど多岐にわたっています。**このような多機能性は、植物にとっての省エネ・省コスト戦略に大いに役立っています。

さらに、「アントシアニンは目にいい」などとも言われています。眼精疲労の予防・回復、視力のアップなどに効果があるとされ、アントシアニンを含むサプリメントも数多く出回っています。植物自身には眼球がないのに、いったいなんのために

「目にいい成分」などを作り出しているのでしょうか。これは、植物が自らの身を守るために生み出した成分が、人体に思いがけない効用をもたらすことが判明したケースのひとつと言えるでしょう。

それも含めて、**植物の持っているそうした驚くべき知恵や生存戦略の恩恵にあやかるという意味でも、野菜を食べることには大きな意義がある**のだとおわかりいただけるのではないでしょうか。

トウガラシはなぜ辛いのか？

引き続き、植物の驚くべき生存戦略と、それを人類がいかに巧みに利用してきたかを見ていきましょう。

唐突ながら、ここでひとつ、なぞなぞを出してみます。――トウガラシは、なぜあんなにも辛いのでしょうか。

あの辛味こそが好きでたまらないという人もいます。なんにでも七味唐辛子をかけて食べるという人もいますし、「カラムーチョ」などの激辛スナックも人気です。

トウガラシは南米原産ですが、コロンブスがヨーロッパに持ち込んだことがきっかけで、全世界に広がりました。このトウガラシをあえて料理に使う例としては、韓国料理、タイ料理、四川料理などが日本では有名ですが、東欧やアフリカにまで、あの辛味を楽しむ食文化が浸透していることは、意外に知られていません。

しかし一方で、「辛いのは苦手」という人も少なくないと思います。好きな人でも、さすがに山盛りのトウガラシばかりを貪り食うということはないでしょう。

考えてみれば、これは不可解なことです。私たちが食べているのは、通常はトウガラシの実の部分です。そして**実といえば、普通は食べていちばんおいしい部分、栄養がたっぷりと含まれている部分です。なぜそうなのかといえば、動物などに食べてもらい、その糞とともに遠くまで種子を運んでもらうためです。**

その実の部分があんなに辛かったら、動物たちも怖気づいて、実を見つけてもそっぽを向いてしまうことになるとは思いませんか？　繁殖戦略という観点から見れば、トウガラシという種は一見、逆効果なことをしているように見えます。「この実は食べるな」と言っているようなものです。

トウガラシの辛味成分は、カプサイシンといいます。昆虫も含めて、多くの生物は、この成分に反応し、それを忌避しようとします。それは、痛みや熱を神経細胞に信号として伝えるタンパク質であるＴＲＰＶ１の働きによるものです。トウガラシなどの辛味も、一種の錯覚として、痛みや熱さなどと同じく「体にとって危険なもの」と知覚されてしまうわけです。

ところが、このカプサイシンを危険視しない生物が、一種だけ存在します。鳥類です。**鳥だけは、トウガラシの実を食べても辛いとは感じないのです。**温度や痛みなどは識別できても、カプサイシンの辛味にはまったく反応しません。だから鳥は、どんなに辛くてもトウガラシの実を貪り食い、離れた場所に糞とともに種子を落とすのです。

それは、温度センサーであるＴＲＰＶ１を作る遺伝子が、鳥類においては進化の過程で突然変異を起こしたためです。米カリフォルニア大学サンフランシスコ校のデヴィッド・ジュリアス教授と、米スクリプス研究所のアデム・パタプーティアン教授は、この事実を発見したことで２０２１年度のノーベル生理学・医学賞を受賞しました。

鳥以外の動物や昆虫は、トウガラシの実など見向きもしません。辛すぎて食べられないからです。しかし、鳥以外の生き物に食べられないようにすることは、トウガラシにとっては実は至って合理的なことです。

というのも、たとえばネズミなどの哺乳類がトウガラシの実を食べると、噛み砕くために種子が潰れてしまうのです。鳥ならば実を丸呑みするので、種子が傷つけられずに糞とともに排出されます。しかも、飛ぶことで遠隔地まで種子を運んでくれます。

実際に繁殖に役立つのは、鳥に食べられた場合だけなのです。つまり**トウガラシは、鳥類だけに食べさせるために、果実部分でカプサイシンを合成するという術を見出したということです。**鳥には感じられないカプサイシンを、それ以外の生き物から食べられることを防ぐための防御物質としているのです。

そういう意味では、トウガラシにとっては鳥だけが友だちとも言えます。この巧みな繁殖戦略、「忍法鳥の糞隠れ術」とでも呼びたくなります。

それにしてもトウガラシは、「実を食べさせるなら鳥類のみに限定すべきだ」ということなどを、いったいどうやって知ったのでしょうか。興味は尽きません。

さて、そのようにして鳥以外の生き物に実を食べられまいとしてきたトウガラシですが、そこで排除されたはずの哺乳類の中でも、われわれ人類だけは、(全員とは言わずとも)トウガラシを好んで食べます。なぜかといえば、カプサイシンの辛味も、ほどよく上手に活かせば、一緒に調理する食材の風味を引き立てることができるからです。

鳥類ではない生き物に実を食べられることは、トウガラシにとっては本来、望ましくないことだったはずですが、**人類は鳥類とは異なる理由でトウガラシを愛し、世界中で栽培するようになったので、トウガラシの生存戦略は、その意味では結果として大成功を収めたと言ってもいいのかもしれません。**

しかし、トウガラシが愛されてきた理由は、辛味以外にもあるでしょう。あの赤い（ものによっては黄色あるいは緑色の）実は、それ自体、健康維持に役立つ栄養の宝

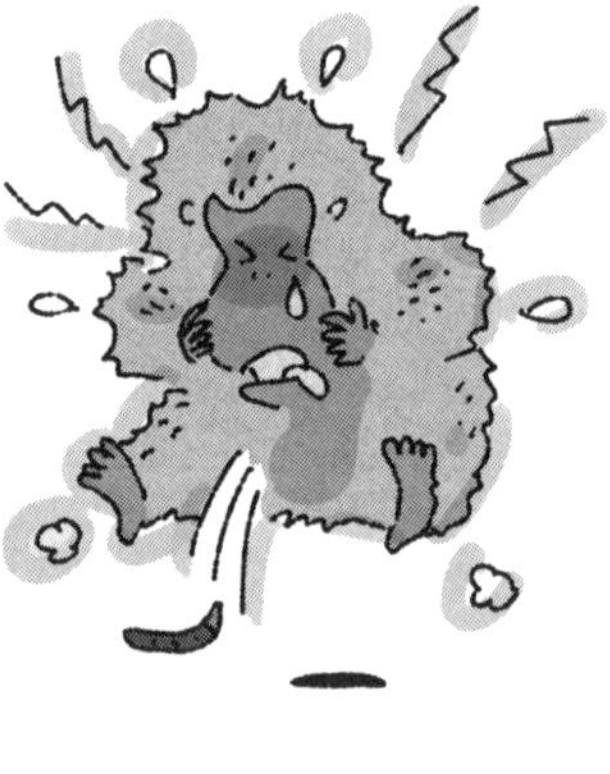

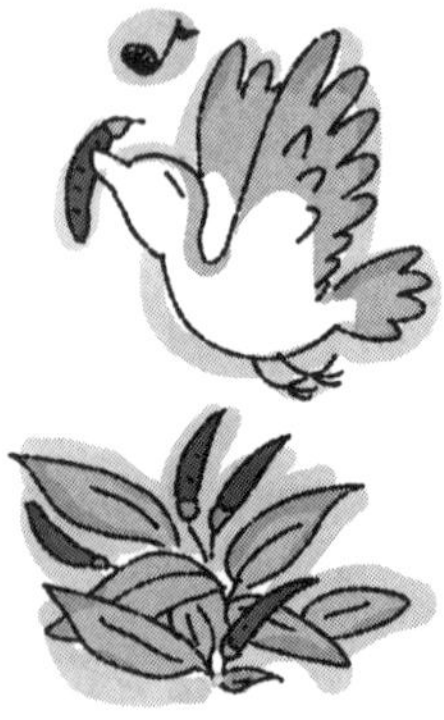

庫でもあるのです。古くからトウガラシを食用にしてきた南米の人々は、祖先から受け継いできた知恵によって、そのことを知っていたのではないでしょうか。

辛味成分である**カプサイシン自体に、発汗や消化液の分泌を促し、胃腸の働きを活発にして、食欲を増進させる作用があります**。また、ラットを使った実験では、この成分の摂取が脂肪組織や中性脂肪の減少につながったという結果も出ています。

それ以外にも**トウガラシは、疲労回復などに効果のあるビタミンC、発がんを抑えて免疫力を高めるβカロテン、強い抗酸化作用を持つビタミンEなど、健康に寄与する成分を豊富に含んでいます**。もっとも、あまり食べすぎると、刺激が強すぎて胃腸を壊す可能性があるので注意が必要ですが。

なお、哺乳類などがカプサイシンの辛味を知覚するもととなるTRPV1は、植物には存在しません。われわれはこの同じタンパク質を温度センサーとしても活用しており、熱さや冷たさ、あるいは気温の寒暖などを感じ取っているわけですが、植物は温度の変化をどうやって知覚しているのでしょうか。

というのも、花を咲かせるにも実をつけるにも、それに最もふさわしい季節・時期というものがあるはずで、そこには気温の高低が、大きなファクターとして関与していると考えられるからです。

植物にとって最も肝腎なのは、光合成によってエネルギーを作り出すことですが、その光合成を行なう際に重要な働きをする、「光受容体」と呼ばれるタンパク質があります。

この光受容体こそが、植物にとっての温度センサーを兼ねているらしいと見立てる研究が、最近になって出てきています。植物においては、「光と温度」が、お互いに関連し合う重要な因子として、遺伝子レベルで作用しているのではないかということです。もっとも、この点に関してはまだ未解明の部分も多く、今後の研究成果が待たれています。

いずれにしても、**植物はそのようにして適切な開花・結実の時期を知り、それに合わせて生長因子などさまざまな成分を産生しています。**だからこそ、いわゆる**「旬の野菜」にはそれだけ、健康増進に役立つ成分も豊富に含まれており、それを食べることは理にかなっているのだと考えていいと思います。**

イネの葉はなぜ細長い形をしているのか

植物の生存戦略は、実に巧みで念が入っています。その意味では、イネも非常に興味深い種です。イネの実であるコメは、日本人にとっては野菜というより主食に位置づけられるものですが、米粒の持つ神秘性には、ほとんど神がかりと言ってもいいほどの卓越した特徴があります。

イネの葉は細長く、地中から放射線状に伸びていますが、なぜあのような形をしているのでしょうか。それは、**葉には極力、栄養をあてがわずに省エネを極め、米粒とそのまわりのヌカにほとんどの栄養を集中させて蓄積するためなのです。**

米粒は栄養の塊であり、しかも長期保存が可能です。古来、稲作が奨励され、米粒が珍重されてきたのも、それを思えば当然のことです。

『古事記』にも、天照大神の孫である邇邇芸《ににぎ》命《のみこと》が、「このイネを育てて葦原中国を治めよ」との命を受け、稲穂一束だけを携えてこの地上に降臨したという言い伝えが記されています。

米粒にどれだけ豊富な栄養素が蔵されているかは、質量分析計などもある現代でこそ精緻に調べることができますが、そんな手段もない時代に、「これさえあればいい」と言わんばかりに特にイネが重視されていたという事実には、興味深いものがあります。

ついでに言えば、**そのコメを通貨として用いていたのは、米食の習慣がある地域でも日本だけです**。中国にも朝鮮半島にも、その習俗はありませんでした。頑張ってコメを収穫すれば、それがお金になる。それこそが、コツコツとイネを育て、収穫に精を出そうという農耕民族特有の勤勉な気構えにつながっていったのでしょう。

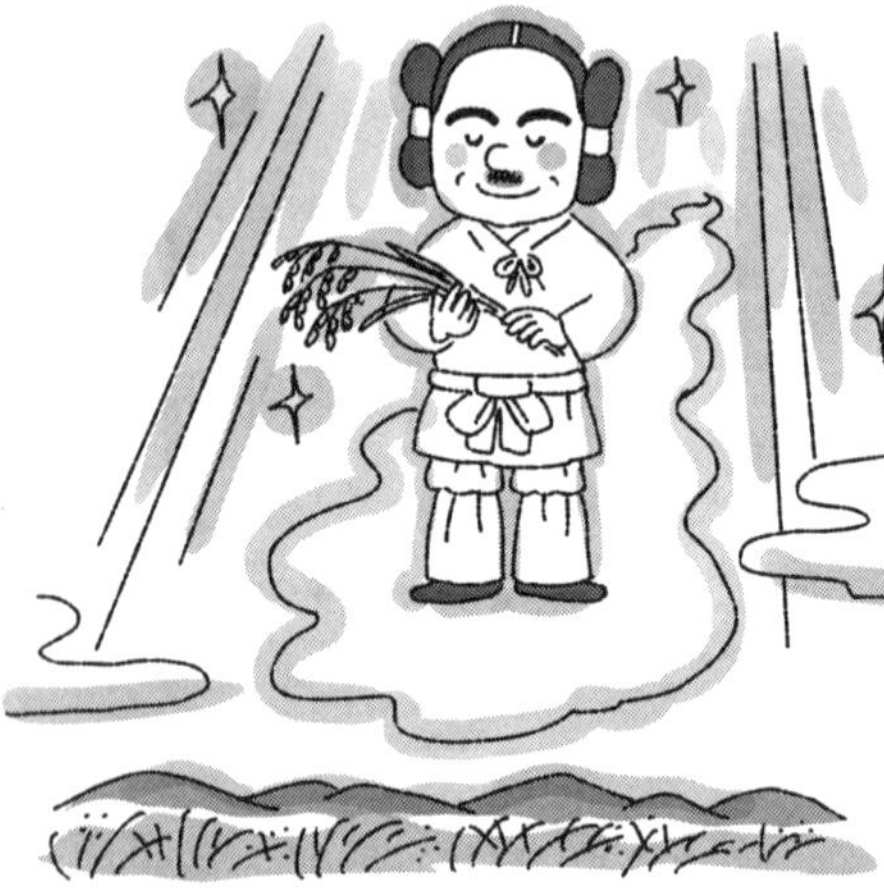

イネはもともと亜熱帯が原産地です。日本などの温帯地域では、冷害で実りが悪いときもありますが、丹念に工夫や努力を重ねれば、その分だけ収穫が増えるという図式が成り立っていました。イネの栽培は、「努力は必ず報われる」という信念を重んじる日本人の気質に合っていたのかもしれません。

世界で最初にビタミンを発見した日本人

そんなコメには、具体的にどんな栄養素があるのでしょうか。

主な成分としては、炭水化物が77％、タンパク質が6％、脂質が1％である上に、消化吸収率が98％と非常に高く、まさに体を動かすガソリンと言っていい良質なパワーフードですが、それ以外に**特に注目すべき栄養素としては、ビタミンB1が挙げられます**。

もっとも、私たちが一般的に食べている精米後の白米には、この栄養素はほとんど含まれていません。その前の段階であるいわゆる玄米は、胚乳の脇に胚芽がくっつき、その胚乳を取り囲むようにいくつかの薄い層が重なった構造をしていますが、白米とはこのうち、胚乳の部分を指しています。つまり精米とは、玄米から胚乳以外の要素を削ぎ落とすことを意味しています。

このとき取り除かれるのが、いわゆる米ヌカです。米粒を食べやすくするためにヌカの部分を剝ぎ取るわけですが、実はその、**取り除かれるヌカにこそ、貴重な栄養素がたっぷりとつまっているのです**。近年、玄米が健康食品として注目されているのは、そのためです。

ビタミンB1も、主として米ヌカの方に含まれています。そしてこれが欠乏すると、脚気という病気を引き起こします。というより、19世紀から20世紀への端境期、脚気を発症する原因を研究者たちが探っていったことこそが、ビタミンB1の発見につながったのです。

1910年、その成分を、物質として米ヌカの中から世界で初めて抽出し、発見したのは、日本の農芸化学者・鈴木梅太郎《すずきうめたろう》でした。

ビタミンとは、「生きる上で必須のもの」という意味合いで名づけられた呼称です。「それがなければ病気になってしまうもの」ということです。

そういう物質が、その後、さまざまな食材から次々に発見されていったため、ビタミンA、ビタミンB、ビタミンC……などと細分化されていくことになるのですが、**最初に発見されたビタミンは、現在でいうところのビタミンB1にほかなりませんでした。**つまり、鈴木梅太郎こそが、世界で最初のビタミンの発見者だったのです。

ただし、その物質を「ビタミン」と名づけたのは、鈴木梅太郎ではありません。鈴木はくだんの物質を商品化する際、イネのラテン名である〝oryza〟から「オリザニン」と命名したのですが、それとほとんど同時に、ポーランドの生化学者カジミール・フンクが同じ成分の抽出に成功し、「生命のアミン」(「アミン」はある種の化合物の総称)という意味で〝vitamin〟と命名し、その名が先に世界に広まってしまったのです。

ビタミンを発見した功績で、1929年のノーベル生理学・医学賞を受賞したのは、右記のフンクと、それに先行する研究の実績があったオランダの医学者クリスティアーン・エイクマンでした。

たしかに、脚気を予防する成分を含む物質としてエイクマンも米ヌカに注目していたのは事実ですが、その大きなヒントになったと思われる先行研究(日本の高木兼寛《たかきかねひろ》博士の「脚気栄養説」)に自らは論文等で一切言及していないなど、疑わしい点もいくつかあります。

鈴木梅太郎も、自らの発見について英語で論文を発表していなかったなど不利な点はありましたが、こうしたいくつかの不幸な巡り合わせから、「日本人によるビタミン発見史」が歴史の狭間に埋もれてしまったことは、残念でなりません。コメに注目したのは、コメを何より珍重してきた日本人ならではの着眼点だったのではないかと思われるからです。

ともあれ、**ビタミンBとは、水に溶けやすいビタミンの総称**であり、そのうち最初に発見されたのがビタミンB1、次に発見されたのがビタミンB2……と順次、命名されていっただけで、ビタミンB1とビタミンB2はまったくの別物です。ビタミンB5、B6も同様です。**「ビタミンB」と聞くとつい同じものと錯覚してしまいがちですが、化学構造式もそれぞれ違っています。**

鈴木梅太郎の功績は、あくまで「ビタミンB1」を発見したことにありました。

さて、米粒の中でそのビタミンB1を主に含んでいるのは、精米の際に取り除かれる米ヌカの部分であると先ほど述べました。そうすると、白米ばかり食べている人は、ビタミンB1が欠乏して脚気になってしまうのでしょうか。

そんなことはありません。鈴木梅太郎が米ヌカの研究をしていた時代ならいざ知らず、現代は一般的にいって栄養状態も格段に改善されており、食材も多様化しているため、よほどの偏食でもしないかぎり、ビタミンB1が欠乏することは考えにくいと言っていいでしょう（白米ばかり食べることと脚気になることとの関係については、第3章で詳しく述べます）。

ニンニクより効率的？　万能薬としてのジャガイモ

なにも米ヌカを含む玄米を食べなくても、ビタミンB1を摂取する方法はいろいろあります。豚肉や牛の赤身肉などもそうですが、**野菜でも、カリフラワーやホウレンソウなどは、ビタミンB1を豊富に含んでいます。ニンニクもそうです。**

特にニンニクの場合、アリシンという硫黄化合物とビタミンB1とが結合したアリチアミンという化合物の形で、ビタミンB1を摂取することになります。**ビタミンB1が水溶性である一方、アリチアミンは脂溶性なので、体内の血液中で蓄積できるという利点があり、ビタミンB1をそのまま摂取するよりも、体内での活性が高くなり**

ます。

　このことにヒントを得て、ニンニクから作られた錠剤・栄養ドリンクが、有名な「アリナミン」です。これによってビタミンＢ１は手軽に補給できるようになり、開発した武田薬品（２０２１年4月1日付けで「アリナミン製薬」に改称）は、世界のビタミン戦争における勝者となりました。

　ところが最近、そのアリナミン製薬の人から話を聞いたところ、現在、「アリナミン」はニンニクではなく、ジャガイモから作っているそうです。**ジャガイモには、先述のアリチアミンの前駆物質が多量に含まれており、**製造工程でそこに酵素をひとつ加えるだけでアリチアミンができるのです。

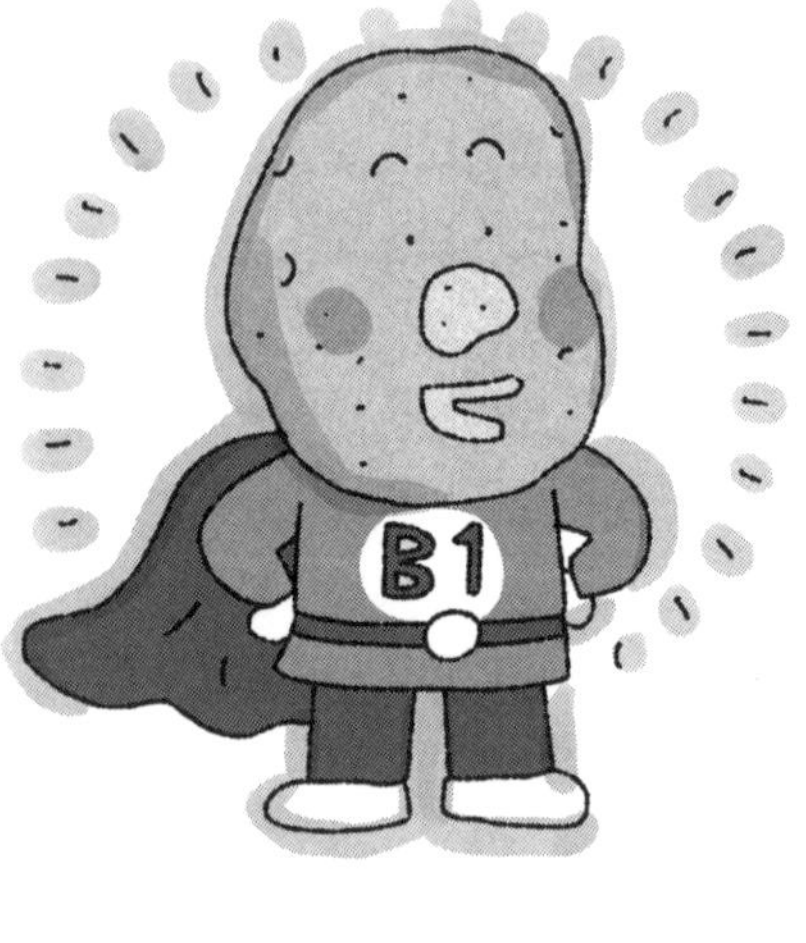

こちらの方が安価で効率的なので、原料をニンニクからジャガイモに切り替えたというのです。

ジャガイモといえば、昔はデンプンしか含まれていないとみなされていました。それもあってか、「イモ男」「イモ娘」など、人を軽んじて言うときに引き合いに出されたりもしていたものです。でもそれは、当時の分析技術が未熟だったためです。その後、ジャガイモには、人類の健康にも役立つ実に多様な栄養素が含まれていることが判明してきました。

考えてみれば、ジャガイモは根に当たる部分であり、そこから茎が生えてくるわけですから、栄養の塊でないはずがないのです。事実、**ジャガイモは、デンプン以外にも、ビタミンCや食物繊維、カリウムやマグネシウム等のミネラルを豊富に含んでおり、さながら万能食の趣すらあります。**

草食動物と野生種のジャガイモの関係

その一方、**ジャガイモは、芽に毒を持っていることでも知られています。ソラニンやチャコニンといった毒性のステロイドアルカロイドです。**これを摂取してしまうと、下痢、嘔吐、腹痛、頭痛、悪寒などの症状に見舞われます。料理の本などにも、ジャガイモから芽が出ていた場合は必ず取り除いてから調理するように書かれています。

内科で診察をしていると、「おなかが痛い」と訴えてくる患者さんが一定量います。原因がはっきりわからないとき、私は「ジャガイモを食べませんでしたか」と訊いてみることがあります。すると、「そういえば、昨夜、肉じゃがを食べました」などと答える患者さんもいます。

「ジャガイモの芽をちゃんと取りましたか」と訊いても「わからない」と答える人が多いのですが、その人は、芽を食べてしまったことが原因で腹痛を起こしている可能性が高いと私は思っています。

ジャガイモの芽に含まれる**毒素であるソラニンやチャコニンは、実は芽から伸びた**

茎や葉にも多量に含まれています。

ジャガイモがそのような毒性物質を合成していることには、当然、理由があります。それは、ジャガイモの原産地としての南米における、ある草食動物と野生種のジャガイモの関係に焦点を合わせることで、実に深く納得できます。先に述べた、カプサイシンの辛味を感じない鳥類とトウガラシの協力関係に似たものが、そこにはあるのです。

アンデス高地にかつて広く生息していた、ビクーニャというラクダに似た動物がいます（現在はかなり減ってしまい、保護の対象になっているようです）。彼らの生息域は、ジャガイモの野生種の分布とほぼ一致していました。それは、両者が一種の共生関係にあったからです。

先に述べたとおり、ジャガイモの葉や茎には毒があるため、ビクーニャも食べません。しかし**乾季に至ると、ジャガイモの葉は老化し、アルカロイドの含量が減少します。その頃には、他の植物は枯れてしまっているので、ビクーニャはジャガイモの老化した葉や成熟した実を食べるようになります。**ポイントは、毒性が弱まるこのタイミングにあります。

ビクーニャは家族単位の群れで行動し、決まった場所に糞をする習性があります。成熟したジャガイモの実には完熟した種子が含まれているため、糞とともに排出された種子は、栄養分が豊富な柔らかい土壌の中で一斉に芽吹き、育つことができます。

すなわちジャガイモは、繁殖のためにビクーニャに実を食べてもらわなければならないのですが、実が成熟する前に葉などを食べられてしまうと、実を成熟させるための十分なエネルギーを得ることができなくなってしまいます。それを避けるために、**期間限定で葉や茎に毒を盛り、ビクーニャに手出しされないようにしておいて、実が成熟してからそれを「解禁」することで、結果としてビクーニャとともに繁栄できる仕組みを作り上げたのです。**

鳥類を上手に繁殖に利用するトウガラシと同じく、植物の持つ知恵の奥深さに感嘆せずにはいられない例ではないでしょうか。

「腸活」への疑問と野菜の必要性

最近、腸内細菌についての研究が進む中で、意外な事実がわかってきました。

それは、**食したジャガイモの成分を原料として、ヒトの腸内でもビタミンB1が作られているのではないか**ということです。

近年は、腸内環境を整えて健康な体を手に入れる「腸活」が脚光を浴びていますので、「腸内フローラ」といった言葉も、どこかしらで目にされているのではないかと思います。

ヒトの体内に生息する細菌の90％は腸内に存在し、腸内細菌叢《ちょうないさいきんそう》を形成しています。その様子が花畑（フローラ）に似て見えることから「腸内フローラ」とも呼ばれるわけですが、健康維持においては、これが途轍《とてつ》もなく大きな役割を果たしているのです。

これらの腸内細菌は、すべてがいい働きをするわけではなく、その作用の別に応じて、俗にいう「善玉菌」「悪玉菌」そして「日和見菌」に分類されます。善玉菌とは、ビフィズス菌、乳酸菌、酪酸産生菌などを指し、健康を害する作用を及ぼす悪玉菌の増殖を抑制して、腸内環境を良好なものにしたり、腸管の免疫力を高めたりします。

一方、ウェルシュ菌、ブドウ球菌、O157などが有名な病原性大腸菌などに代表される悪玉菌は、発がん、免疫力の低下、アレルギー疾患、糖尿病、自己免疫疾患などの原因になります。日和見菌は、腸内環境において善玉菌と悪玉菌のどちらが優勢であるかによって、優勢である側に加勢するような働き方をすると言われています。

こうした腸内細菌は無数の酵素を持っており、それが消化の過程で腸を通過するものにさまざまな作用を及ぼします。その中には、ジャガイモに含まれるある成分に働きかけ、ビタミンB1として機能するように変換してくれるものも含まれているということが、最近になってわかってきたのです。

つまり、**ジャガイモを食べれば食べるほど、腸内で作られるビタミンB1も増えていく**ということです。そういう意味でも、ジャガイモは万能食だと言えそうです。そして、昔から好んで食べられてきたものには、食べられてきただけの理由があるのだと思わずにはいられません。

「ヨーグルトは腸にいい」は本当か？

さて、その「腸活」ですが、健康維持においてそれが重要であることは論をまちません。

腸内環境のバランスは、長期間の食生活に影響される面が強く、人種や住んでいる地域などにも大きく左右されます。標準的な日本人の腸内フローラのタイプは、どういうわけか、スウェーデン人やオーストリア人など、ヨーロッパに住む人々と似通っていて、近隣の国である中国やインドの人々とは大きく異なっているそうです。

それはさておき、**日本人の腸内細菌においては本来、善玉菌であるビフィズス菌の占める割合が大きかったのですが、近年それが減少し、逆にバクテロイデスやクロストリジウムなどの悪玉菌が増加していると聞きます。**腸内バランスが変わってきているということです。

戦後、日本人のライフスタイルは急速に欧米化が進み、肉食傾向も強まってきました。その結果、それまでは主として欧米人がかかる病気であった大腸がんや膵臓がんが、日本人の間でも増えてきました。そこには、腸内バランスのあり方が大きく関わっているとも見られています。

それを考えても「腸活」は決して無視できないのですが、それにしても、「ヨーグルトを食べてビフィズス菌を摂取し、腸内環境を整えましょう」といった、世間に飛び交っているフレーズを目にするたびに、私は疑問を感じています。ヨーグルトなどで補給した善玉菌は、実際に腸内環境にどれだけの影響を与えているのでしょうか。

食べた人に健康効果を発揮する生きた微生物またはそれを含む食品は、「プロバイオティクス」と総称されます。ビフィズス菌を含むヨーグルト、乳酸菌から作られるぬか漬け、味噌、キムチなどの発酵食品のことです。

善玉菌を含むこうした食品が、健康にいい効果を及ぼすこと自体に間違いはないのですが、それが期待に見合うほど大きい効果なのかどうかというと、それには心もとないところがあります。というのも、そのような形で**外から取り入れたビフィズス菌や乳酸菌は「通過菌」と呼ばれ、腸内には留まらずに数日で排出されてしまう**からです。

この事実は、数年前に『NHKスペシャル』で紹介され、話題になりました。こうした善玉菌が「腸まで届く」ということを売りにしているヨーグルトや乳酸菌飲料などもありますが、**仮にそれが生きて腸まで届いたとしても、自分のものではない善玉菌は、腸に定着することができないのです。**

それでも、食べたヨーグルトなどが腸を「通過」している間はそれなりの効果があるのではないか――。そう思われる方もいるかもしれませんが、私はそれも怪しいと考えています。

というのも、**私たちの腸内に生息する細菌の数は、およそ１００兆個から１０００兆個にまで及ぶとされています**（重さにして、それだけで１〜２キログラムです）。片や、市販されている一般的なヨーグルト１カップまたは乳酸菌飲料１本はせいぜい１００cc、その中に含まれる乳酸菌は10億から多くて１００億個程度です。「１００億個」という数だけ聞くと多いようですが、それが腸内で占める割合は、腸内細菌の総数を少なく見積もって１００兆個としても、その１万分の１、０・００１％でしかありません。

それでは、ことわざでいう「大海に目薬を差す」ようなもので、実際にどれだけ効果があるかは疑問だと言わざるをえません。

腸内環境を本気で改善させたいなら、ヨーグルトなどでお茶を濁すより、もともと自分の腸内に住んでいる善玉菌を守り、育て、増やしていくべきであり、それこそが正しい〝腸の健康法〟なのだと指摘する専門家もいます。

腸内の善玉菌を育てるのは実は野菜

では、自分自身の腸内の善玉菌を育てるにはどうすればいいのでしょうか。ここで主役を演じるのもやはり、野菜なのです。**野菜に大量に含まれる食物繊維が、腸内の善玉菌の栄養源になるということが、最近の研究でわかってきたのです。**

そもそもわれわれ哺乳類は、食物繊維を自力では分解することができません。食物繊維はセルロースからできていますが、これは本来、植物が自らの細胞を守るために作り出した強靱なプロテクターです。植物はそれによって、地上で直立して体を支えることもできるようになりました。それ自体が、植物の生存戦略の一環なのです。

セルロースがいかに強靱であるかは、人類がそれを取り出し、撚《よ》り合わせて縄を作ったり、縦横に編み込んで織物を作ったりしてきたことを見るだけでもよくわかります。哺乳類の消化器にそれを分解する能力はないのですが、たとえばウシは、胃の中にセルロースを発酵分解させる微生物を共生させることで、これを栄養源として利用する術を身につけました。

人類には、ウシが持っているような四つの胃はありません。そのかわり、野菜などを火で調理する知恵を身につけた人類は、セルロースでできた硬い細胞壁を壊し、中の栄養素を取り出して摂取することはできるようになりました。それでも、人類は食物繊維自体から栄養を取ることはできないのですが、**植物の繊維を摂取することが、人類の健康維持にとっても重要だということははっきりと言えます。**

なぜかといえば、ビフィズス菌や乳酸菌などの善玉菌が、腸内でそれをエサにして増殖し、結果として腸内環境を整えることにつながるからです。また、食物繊維自体が腸内の有害物質を吸着し、便と一緒に排出されるといった形で、**腸内の「掃除屋」の働きも担っていることがわかっています。**

人種や腸内フローラのパターンによっては、食物繊維を分解することが難しい場合もあるのですが、幸い日本人の多くは、セルロースを分解するのに向いた腸内環境を持っています。だから積極的に食物繊維を摂るようにすれば、それだけ善玉菌の餌となり、腸内環境を本当の意味で整えることができるようになるのです。

野菜を食べるべき理由は、そこにもあるということです。

腸内の善玉菌を増殖させ、活性化させる作用を持つ食品を、「プレバイオティクス」と総称します。先述の（ヨーグルトなどの）「プロバイオティクス」と似ているので紛らわしいのですが、こちらには、ただ「通過」するだけのビフィズス菌などとは違って、真正な効果があります。

詳細は割愛しますが、プレバイオティクスとしては、タマネギ、ゴボウ、アスパラガスや大豆などの豆類に多く含まれる「オリゴ糖」、ワカメやコンブなどの海藻類、コンニャクなどに含まれる「水溶性食物繊維」、また豆類、全粒の穀物、キノコなどに含まれる「不溶性食物繊維」の別があります。

ただし、そうした食物繊維を積極的に摂取するように食生活を見直したとしても、短期間の「腸活」では、腸内環境にほとんど変化がないことがわかってきてもいます。その点には注意が必要でしょう。

いずれにしても、**「腸活」目的で摂取するヨーグルト等のプロバイオティクスを盲目的に過信するのは、考え直した方がよさそうです。**

フランスの経済学者・思想家で、さまざまな問題についてのご意見番的な立場にあるジャック・アタリも、その著書『食の歴史 人類はこれまで何を食べてきたのか』において、**「人工的に栄養（オメガ3脂肪酸、「活性ビフィズス菌」、プロバイオティクスなど）を強化された食品は、実際には健康にまったく好影響をもたらしていない」**と警鐘を鳴らしています。

そうした商品がもてはやされる世相には、巨大食品産業によるイメージ操作が重なって見えることもあります。その中には、フェイクと言っていい情報や触れ込みが含まれているかもしれません。食についての正しい知識は、広告やメディアによる報道のみから得ることは困難だとも考えられます。この問題については〈第5章 野菜と食の未来について〉であらためて詳しく述べますが、「この商品は健康にいい」といった謳い文句を、安易に信用しない方がいいということだけは指摘していいと思います。

一方で、野菜が健康増進に役立つというのは、そうした特定の業界の利害等によってバイアスがかけられることもない、掛け値のない事実です。この本では、さまざまな科学的エビデンスを掲げながら、そのことを皆さんにお伝えしていきたいと思っています。

そうしたエビデンスを重視するのは、「野菜を食べることがなぜ必要なのか」という理由を知ることが大事だと考えるからです。具体的な理由を知れば、食べずにはいられなくなるはずです。

ただ、野菜嫌いの人には、それだけでは不十分かもしれません。野菜を食べるべき理由を知ることももちろん大切ですが、それに加えて、なにか野菜を好きになるきっかけがあるといいのではないかと思います。

苦いピーマンこそ栄養価が高い

実はかく言う私自身、小さい頃は野菜が嫌いでした。それをどうして好んで食べるようになったのかというと、神戸に住んでいた子ども時代、ある具体的なきっかけがあったからです。

同級生の一人のお父さんが、同じ兵庫県出身である、プロ野球選手だった淡口憲治《あわぐちけんじ》さんや、その親友であるあの王貞治《おうさだはる》さんと旧知の仲で、よく自宅に彼らを招いて食事

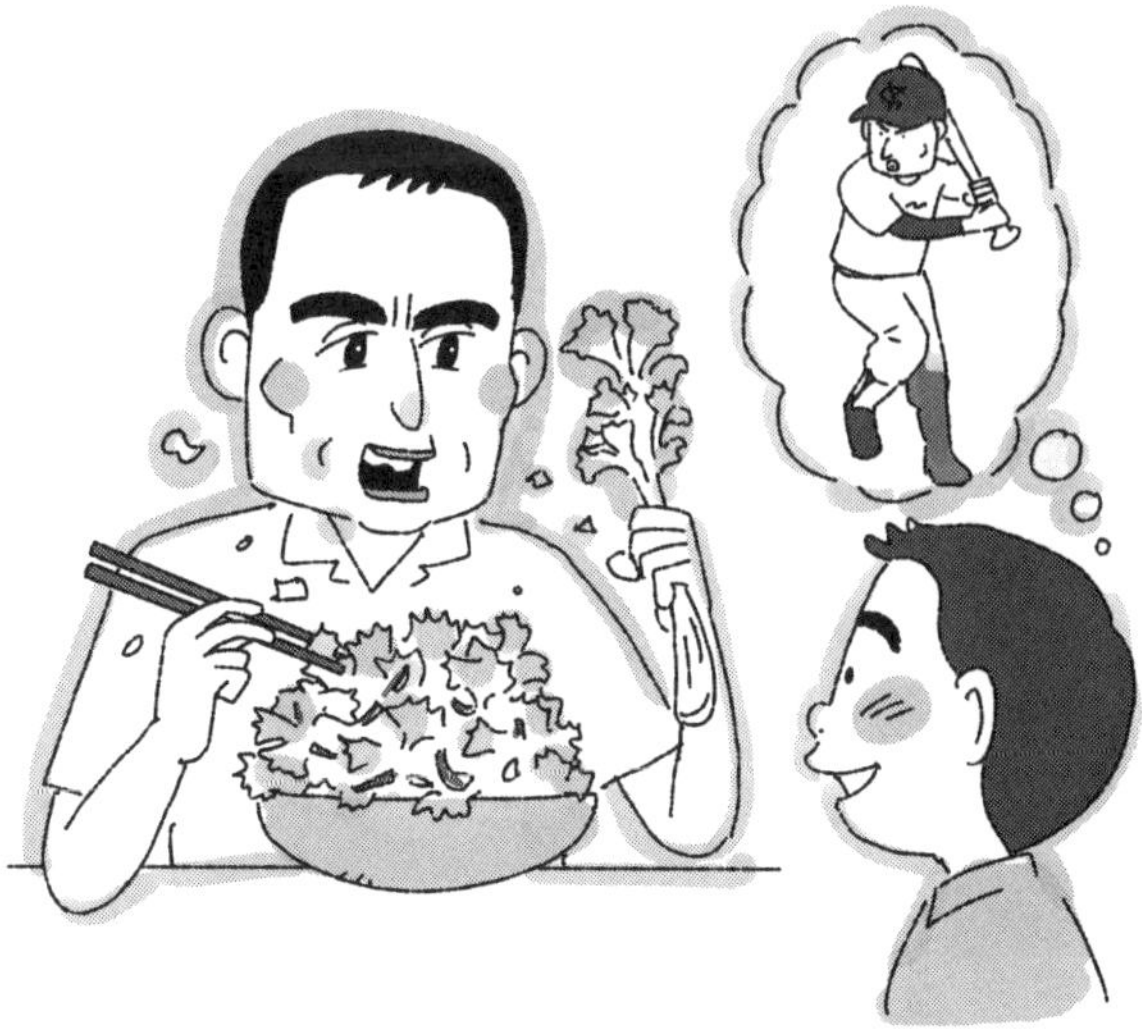

をふるまったりしていました。あるとき、そんな席に私も招かれ、光栄にも王選手と食事をともにしたことがあるのです。

そのとき王さんは、ボウル一杯に山盛りの刻んだセロリにベーコンを加え、お酢で作ったドレッシングであえたものを、ものすごい勢いで食べていました。衝撃的な光景でした。その場で王さんから、「しっかり野菜を食べろよ」と声をかけてもらったことを覚えています。

あの〝世界の王〟が食べていたサラダ――私はそれにすっかり魅了され、家に帰ってから母親に同じものを作ってもらいました。それ以来、わが家では勝手に「王さんサラダ」と呼ぶようになったそれを、私はしきりと食べるようになり、いつしか野菜全般が好きになっていったのです。「野菜を積極的に食べる」というそのときできた習慣が、現在まで続いているということです。

今思えば、幸運なきっかけだったと思います。なにしろ、あの〝世界の王〟のお墨つきのレシピを、ご本人から伝授してもらえたのですから。

野菜については、食わず嫌いのまま大人になってしまう人もいます。私の兄弟も、「ピーマンは苦いからいやだ」などといまだに言っています。

実を言うと私自身、野菜全般を好んで食べるとはいえ、ピーマンだけは少し苦手でした。ところが最近、某コンビニで、「胡麻油香るやみつきツナピーマン」という惣菜をうっかり間違えて買ってしまいました。ピーマンの栄養価は高いという知識はあったので、しかたなく食べてみたところ、これが非常においしい。それがきっかけで、すっかりピーマンも好きになってしまったのです。

ピーマンにはたしかに独特の苦味がありますが、苦味があるにもかかわらず古来食べられてきたことには、必ず理由があるはずです。**事実、ピーマンにはビタミンC、βカロテンやフラボノイドをはじめ、多くの有益な成分が含まれており、その栄養価が非常に高いことが最近ではわかってきています**（ちなみに言うと、ピーマンはカプサイシンの辛味がないだけで、トウガラシの一種です）。

田舎では、「ひとつ嫌いなものがあると、三倍損をする」と言われていました。嫌いだったピーマンを食べられるようになるだけでも、いっそう健康になれるにちがいありません。

先に述べたように、**植物にはそれでしか摂れない成分が一種につき平均して4・7種類もあるのです**。選り好みせずにどんな野菜でも満遍なく口にすれば、貴重な栄養素もそれだけ確実に摂取することができるわけです。

植物の驚くべき生存戦略と、それをいかにして巧みに食生活に取り入れ、健康増進に結びつけていくかを見てきました。

野菜がいかに多様な栄養素を含んでいるか、それを食べることにどんな利点があるのかは、これだけでもだいぶわかっていただけたのではないかと思います。

そのように、野菜を食べることが健康にいいこと自体は嘘偽りのない事実なのですが、では、野菜さえ食べていれば、健康は維持できるのでしょうか。「菜食＝善、肉食＝悪」という単純な図式が成り立つのでしょうか。それとも、肉食にも肉食のメリットや優れた点があるのでしょうか――。

次の第2章では、その疑問に取り組んでみたいと思います。

第2章
肉と野菜、食べるべきはどっち？

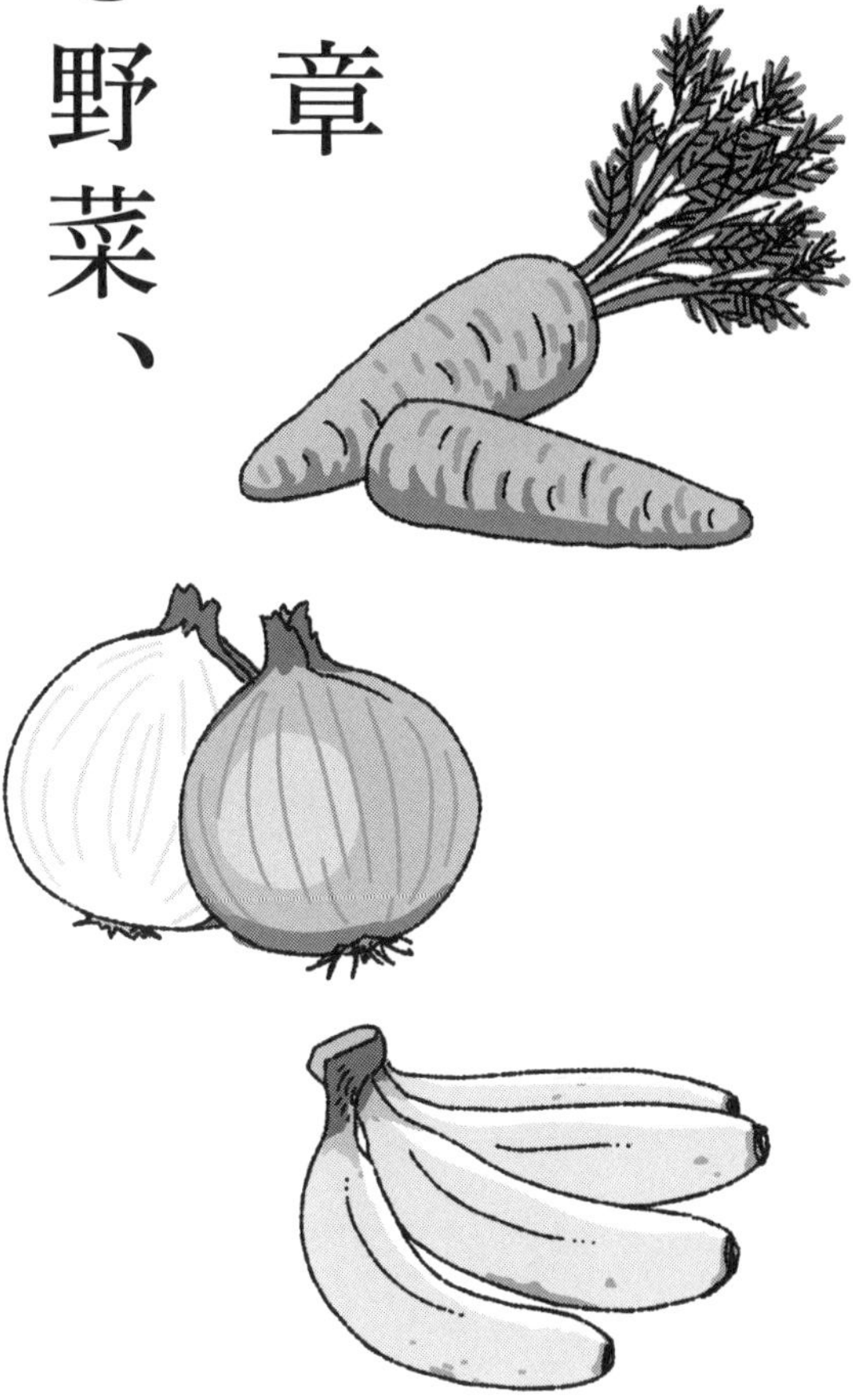

進化のアクセルとなった肉食と、菜食主義の興亡

第1章で述べたとおり、野菜を積極的に食べた方がより健康になれることは、さまざまな証拠から明らかです。でもその一方で私たちは、その図式には収まりきらないような不可解なケースも、しばしば目にしてはいないでしょうか。

たとえば、メジャー・リーグで数々の目覚ましい記録を打ち立て、「ウィザード」の名をほしいままにしたイチロー。あるいは惜しくも現役を退いたものの、やはり前人未到の世界大会八連覇などの記録を持つ元プロ体操選手の内村航平――。彼らスーパーアスリートには、「肉しか食べない」というイメージがあります。

また、プロゴルファーのタイガー・ウッズも「ハンバーガー好き」で有名です。ハンバーガーといえば栄養バランスのよくない不健康な食事の代名詞のようなものです。

それでいてどうして彼らは、健康を損ねることもなく、世界中のオーディエンスを唸らせるようなあれだけの活躍を積み重ねてこられたのでしょうか。その秘訣は、ひょっとして彼らが好んで食べる肉にこそあるのかと思いたくなります。肉を食べるこ

とにも、菜食に勝るとも劣らぬ利点があるのでしょうか。

この章では、さまざまな角度からその謎に迫ってみようと思います。

第1章では、ネアンデルタール人がわれわれホモ・サピエンスとの生存競争に敗れたのは、肉食中心だったからなのではないかという推測を述べました。食事が肉に偏っていたために、ビタミンC、ビタミンE、βカロテンなど、植物からしか得られない栄養素を摂取することができず、その結果として、人類ほどの免疫力も持てず、人類ほど効果的に健康を維持できなかったのではないかということです。

それはそのとおりなのですが、疑問を差し挟む余地はあります。

たしかに、野菜などの植物は、貴重な栄養素の宝庫ではあります。しかし、**「エネルギーを得る」という点に限って見た場合、植物は必ずしも、効率のいい食材であるとは言えません。**必要なエネルギーのすべてを野菜だけで賄おうとしたら、相当な量を食べなければいけなくなります。

ただし、同じ植物といっても、イネ、麦、豆類などの穀物は別です。ほとんどの食文化で主食に位置づけられる**穀物は、主要な成分が糖質であり、効率よくエネルギーに転換することができます。**

ここからは、エネルギーの指標であるキロカロリーという単位を使って見ていくことにします。その際、成人男性が一日に必要とするカロリーはざっくりと2500キロカロリーである（厚生労働省による推定値）と考えておいてください。

時計の針をいったん、ネアンデルタール人とホモ・サピエンスが共存していた時代に引き戻しますが、**ヨーロッパで生まれたホモ・サピエンスは、およそ8万年前、現在のイランからインド・中国方面へと移動していく際、イネ科植物や、インゲン豆、エンドウ豆などのマメ科植物を食糧として持ち歩いていました。**そして3万年前、中央アジアで穀物の栽培が始まりました。

余談ですが、学会でバーレーンやアラブ首長国連邦など、中東の国に出向くことがあります。そこでスーパーマーケットを覗くと、マメ類だけで20〜30種類も陳列されています。レンズ豆やひよこ豆など、日本でもそこそこ親しまれている種類もありますが、日本語や英語には訳しようがない名前の、見たこともない豆もたくさんあります。アラビア語圏では今なお、マメ類の栽培がそれだけさかんなのだということがよくわかります。

では、人類がかなり早くから食事に取り入れてきたそうした穀物からどれくらいのエネルギーが得られるかというと、ご飯、つまり**炊いたコメなら100gあたり156キロカロリー、成熟したエンドウ豆を茹でたものなら148キロカロリーあります**。なかなかの効率のよさです。

しかしそれは、穀物のようにとりわけエネルギー効率のいい種を人類が見つけ、栽培するようになってからの話です。そこらに自生している草などから、同じ分のエネルギーを得るには、いったいどれだけの量を食べなければならないのでしょうか。

参考までに、葉物野菜のカロリーをいくつか見てみましょう。

それぞれ100gで、キャベツなら約23キロカロリー、ホウレンソウは20キロカロリー、コマツナに至っては14キロカロリーしかありません。一日に必要な2500キロカロリーを満たすには、コマツナなら18kgほど食べなければならない計算になります。ほとんど現実離れした量ですね。

飽食が普通になり、ダイエットの必要性が叫ばれる現代においてこそ、「低糖質・低カロリー」も歓迎されますが、もしもネアンデルタール人の時代に、葉物野菜だけで必要なカロリーを摂取しなければならなかったとしたら、どれだけ苦労するかは想像に余りあります。

一方、肉はどうかというと、一例として牛カルビ肉は、１００gでなんと３７１キロカロリー、圧倒的なエネルギー量です。これだけを見ると、ことエネルギーを得ることに関しては、肉に勝る食材はなく、肉が手に入るならそれを食べるのが一番の正解であるようにも思えます。

しかしもちろん、**肉には一切頼らずに生命を維持している生き物もいます。いわゆる草食動物は、草だけを食べて生きています。そのかわり、消化器官がそれに適した進化を遂げています。**一般に長い腸を持ち、食べた草をその中で時間をかけて消化して、根気よく、無駄なくエネルギーなどに換えていくのが草食動物です。ここでは、その代表例としてウシに注目してみましょう。

ウシは草だけで大きな体を維持できるのか？

ウシが食べるのは主としてイネ科植物の葉ですが、イネ科植物は、第1章でコメについて述べたとおり、実の部分に栄養を凝縮させる方向に進化してきたため、葉にはタンパク質などの栄養があまり行き渡っていません。

しかも、葉の繊維自体が硬くて、消化しづらくなっています。これは、「食べられないようにするための工夫」でもあります。あえて食物として魅力のない状態にして食害を避けるという、イネ科植物なりの生存戦略なのです。

それでもウシは、イネ科植物の葉を食べます。本来、草原に生きる動物であったウシには、食物にするものがそれしかなかったからです。そのかわり**ウシは、その消化しづらく栄養に乏しいイネ科植物の葉から最大限の栄養を引き出す仕組みを、自らの体の中に備えています。そのひとつこそが、人類にはない四つの胃なのです。**

これらの胃は、食べた草を貯蔵して発酵させたり、それを反芻できるように食道に押し戻したり、内容物をすりつぶして柔らかくしたりする役割を負っています。逆に言えば、そこまでしないと、食べたものから十分な栄養を摂ることができないのです。ウシがあの大きな体を、そんな貧弱なイネ科植物の草だけで維持できているというのは、考えてみればものすごいことです。

ウシはそのように、草を食べることに特化してきた生き物だとも言えます。しかし、人類はどうでしょうか。四つの胃もなければ、長い腸もなく、必要なエネルギーを草のみから得るのが困難であることは明らかです。

もしも人類が、いや、そこに至るまでのヒト属が軒並み完全な菜食主義者であり、エネルギー効率のいい植物である穀物を栽培することも知らなかったとしたら、どうなっていたでしょうか。

事実、ヒト属の一歩手前と言っていい類人猿の仲間の多くは、ほぼ菜食主義者です。ゴリラや野生のオランウータンが食べているのはもっぱら果実や葉、樹皮などで、動物性タンパク質を摂るとしても、アリやシロアリなどの昆虫に限られています。

その点について、サイエンス・ジャーナリストのマルタ・ザラスカは、著書『人類はなぜ肉食をやめられないのか』の中で次のように指摘しています。

ゴリラのように、新芽や木の葉といった質の低い食事を摂っていたら、一日のかなりの時間をかむことに、さらにまたかなりの時間を消化することに費やさなくてはならない。たいていは、動かずにじっとしていることになる。ゴリラもオランウータンもあまり社会的な動物ではない。一日のうち、余分な時間があまりないからだ。肉や塊茎、蜂蜜を食べることで、人類の祖先は、消化にかかる時間を社交へと割り振ることができた。

つまり、**菜食だけでは、必要なエネルギーを得るために、膨大な時間を食事に割かなければならないのではない**かということです。

動物園の人気者、ジャイアントパンダの食事を想起すると、その点はいっそうわかりやすくなるでしょう。あんな愛らしい見かけではありますが、パンダはクマの仲間であり、本来は肉食でした。しかし彼らは、生息域における他の動物との摂食競争を避け、天敵から逃れるために、中国山岳地帯の奥地を棲家に選びました。

パンダがタケやササを主食としているのは、そこで豊富に手に入る食物がそれしかなかったからです。それでも彼らの消化器官は肉食動物並みに短いままで、ウシのように菜食のみに依存する食生活に適したものにはなっていないため、カロリーが決して高くはないタケやササから必要なエネルギーを得るには、量で補うよりほかにありませんでした。

パンダは一日に、タケの枝なら17kg、ササならなんと100kg以上も食べなければなりません。一日のうち、食事に費やす時間も、14時間にも及んでいます。これでは、ほぼ食べることで一日が終わってしまいます。

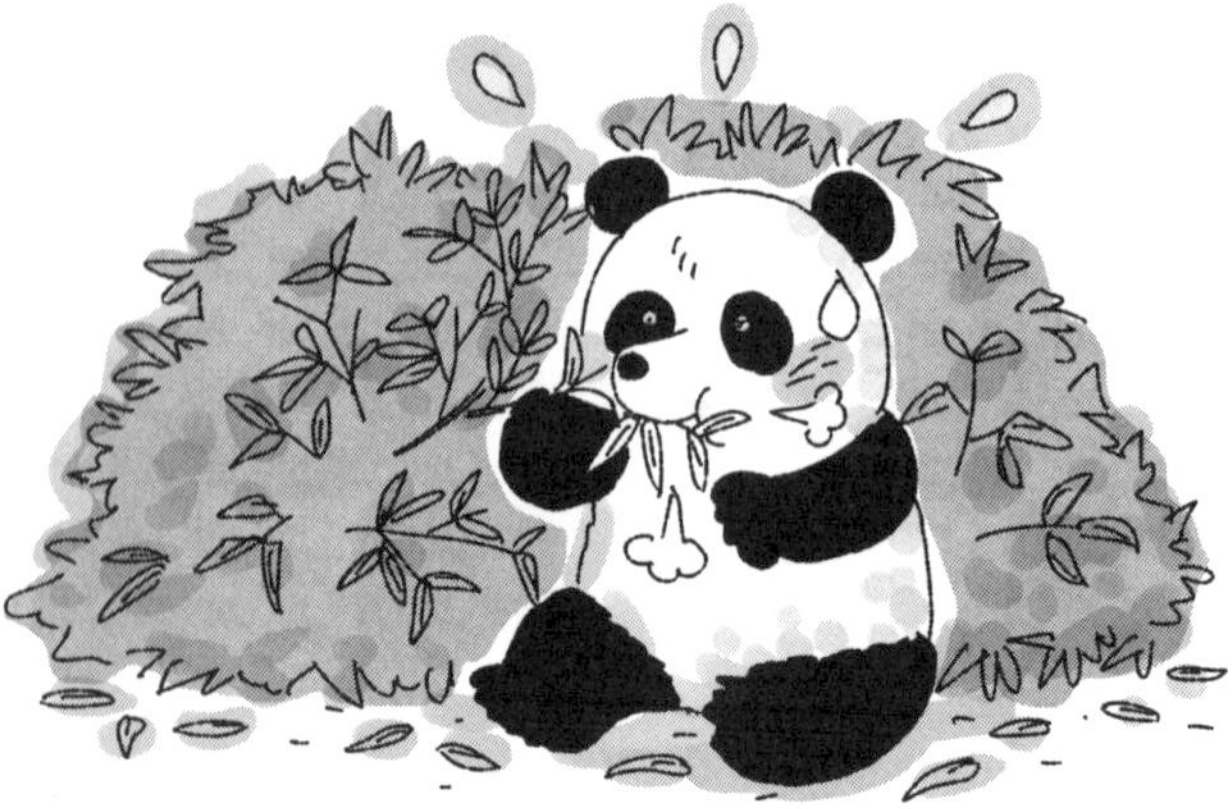

肉食こそがヒトへの進化のきっかけ

類人猿も、それに近い暮らしぶりを余儀なくされているわけですが、そこからヒト属へとステップアップし、われわれ人類が誕生するに至る際のブレークスルーとなったものはなんだったのでしょうか。

そのひとつは、まさに肉食にあったのではないかと私は考えています。

第1章で、「ネアンデルタール人は肉食に偏っていたから滅んだのだ」と述べたあとでこう言うと、まるで手のひらをかえすようですが、**類人猿が進化して、ヒト属の賢さを得る——すなわち、より大きな、優れた脳を得るためには、肉食による効率のいいエネルギーの供給が必要だったの**ではないか。そのきっかけがあってこそ、サルはヒトに進化できたのではないかということです。

菜食だけでは、どれだけ時間をかけて、どれだけたくさん食べたとしても、なかなか脳にまでエネルギーを行き渡らせることができないのではないかと思います。

すでに述べたとおり、ネアンデルタール人の脳は、われわれ人類の脳よりも大きかったことがわかっています。IQもおそらく、われわれよりも高かったでしょう。それはまさに、彼らがほぼ肉食だったためではないかという推測を立てることも可能です。

彼らは主として肉を食べていたばかりか、火を使ってそれをより消化しやすくする術も知っていました。それによって、それまでの菜食中心の類人猿よりも、彼らははるかに効率的にエネルギーを脳に充当することができ、それが脳の発達に結びついたのではないか。それが私の見立てです。実際、**食生活に肉が占める割合と、脳の進化の度合いは比例する、という仮説を立てている研究者もいます**。

肉を食べることによって、ネアンデルタール人の脳の容量はおそらく爆発的に増加したのでしょう。

しかし、第1章で述べたように、現生人類に比べて脳梁が発達していなかったことから、〝集団脳〟の獲得ができなかったこと、肉食に依存していたために、いざ肉が手に入らなくなったとき、他の食材に切り替えてしのぐという知恵を持っていなかったことなどが敗因となって、結局は衰退していったのだろうと私は考えています。

ホモ・サピエンスは、肉も食べていましたが、野菜も食べていました。しかもある

時期からは、穀物を栽培する技術も身につけていたため、周囲の環境が変化して、肉を手に入れづらくなっても、別の方法でエネルギーを補給することができ、生き延びる上ではそれも有利だったのです。

ただ、ひとたび肉食に味をしめてしまった人類は、それに対する執着をなかなか捨て去ることができなかったようです。

宗教をめぐる肉食と菜食の対立

そもそも肉食の起源は、どこにあるのでしょうか。それは15億年ほど前の太古の昔にまで遡るのではないかという見解を持つ研究者もいます。15億年前といえば、まだ植物も誕生していない時代です。その頃から、単細胞生物が他の単細胞生物を丸ごと呑み込むという行為が行なわれていました。

第1章で取り上げたミトコンドリアや葉緑体も、その「丸呑み行為」の結果の一例とみなすことができます。あらゆる真核生物が細胞内に持つミトコンドリアは、もともとは好気性細菌でした。そして植物細胞が持つ葉緑体は、本来はシアノバクテリアでした。両方とも、元をたどれば独立した別の生命体だったのです。そうした「丸呑み行為」に、肉食の起源を見出す見方もあるということです。

実は、**私たちの血液内にある、マクロファージと呼ばれる白血球の一種も、そうした「丸呑み行為」に近いふるまいをします。**この白血球は免疫細胞としても機能しており、血液内をアメーバのように動き回ります。そして、**体内に生じた変性物質、外部から侵入した細菌などの異物をなんでも飲み込んでしまうことで、それらを無害化しています。**

その動きを見ると、まるで15億年前のアメーバの遺伝子がそのまま残っているので

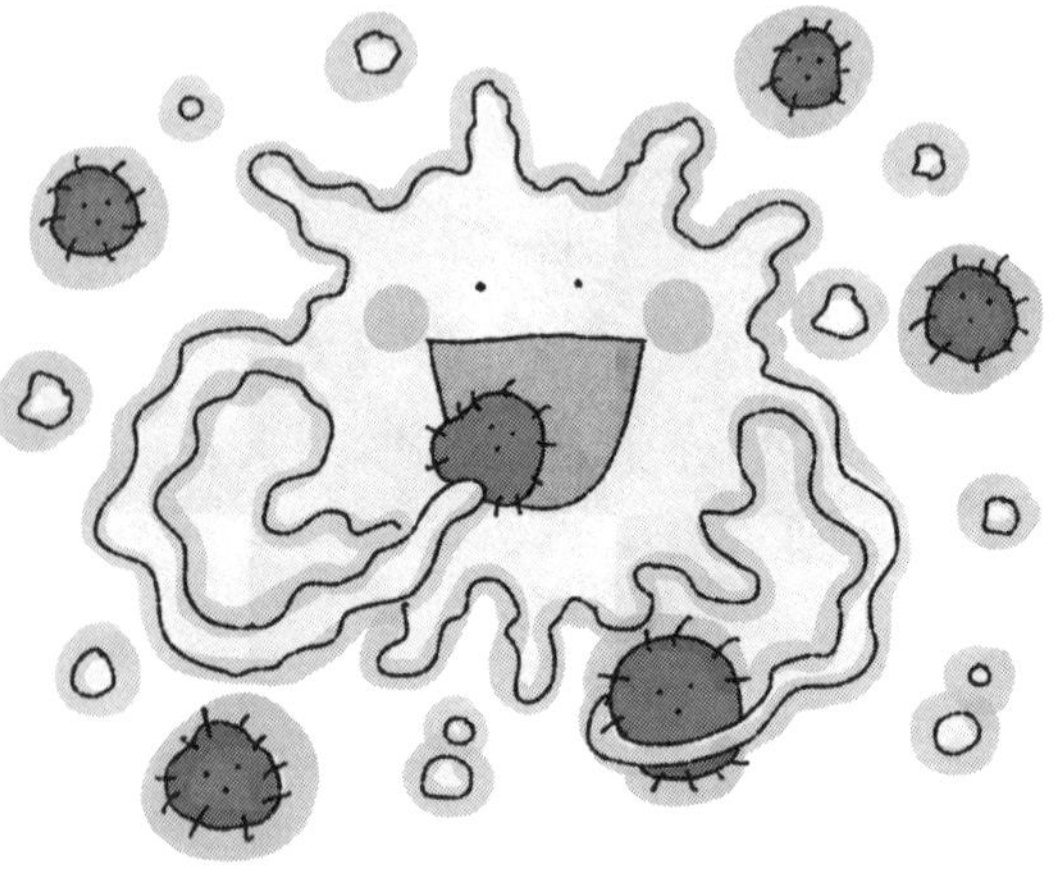

はないかと思ってしまうほどです。それによって、私たちの体は有害な細菌などから守られているのです。

そんな古い来歴を持つ肉食ですが、人類の歴史においても、肉食は確固たる地位を占めてきました。

第1章では、聖書における菜食の扱いについて述べました。**アダムとイブの時代には、人類は菜食であるべきだとされていたという話です。しかしそれはあくまで、人類創生の時点ではそうであったということにすぎず、のちに神は、肉を食べることを人間に許します。**

それは、ノアの洪水の後のことです。つがいの動物たちを引き連れて、方舟で洪水をしのぎ切ったノアとその息子たちを祝福して、神が「生めよ、増えよ、地に満ちよ」と呼びかけます。その中で神は、「動いている命あるものは、すべてあなたたちの食糧とするがよい。わたしはこれらすべてのものを、青草と同じようにあなたたちに与える」と宣言するのです（新共同訳聖書、『創世記』第九章三）。

肉を食べることは、神から人類に与えられた褒賞のように描かれています。そして現実のキリスト教世界の中では、菜食はむしろ異端のしるしとみなされていくようになります。

きっかけとなったのは、初期キリスト教の一派であったクムラン宗団と呼ばれる共同体が、正統派教会から異端視されたことであったようです。この共同体は、キリストの兄弟とも言われる「義人ヤコブ」に率いられ、イスラエルとヨルダンの境にある塩湖・死海近くのクムラン周辺で、厳格に肉を断つ菜食主義の生活を送っていたとされています。

中世に至っても、ヨーロッパにおけるキリスト教の異端の宗派の多くは、植物だけの食事をよしとしていたため、それと敵対する正統派教会側はなおのこと、肉を食べることこそが正しい信仰の証なのだと考えるようになりました。その結果、菜食主義を信奉する人々は迫害を受け、火炙りの刑に処されるようなすさまじいケースもあったといいます。

肉食と菜食をめぐるこの立場の違いは、西洋では、宗教的な背景もあって非常に激しく根深いものであり、日本人が「肉と野菜のどっちが好き？」などと気楽に言い交わしているのとは次元の異なる、深刻な対立を引き起こしてきました。近現代に至っても、菜食主義者は、かつてのような迫害を受けることこそなくなったものの、ともすれば「変わり者」「反体制的」などとみなされることが多いようです。

菜食主義者は増えているの？　それとも減っているの？

それでも、近年の健康志向の高まりに伴って、菜食主義の人は増えてきていると見る人もいます。ところが、実際にどれくらい増えているかというと、注目に値するほどの増え方ではないというのが実情です。

ひと口に菜食主義といっても、その内訳はさまざまです。いわゆるヴィーガンは、卵や乳製品も含めて、動物性の食品をいっさい口にしないという意味での厳格な菜食主義者といえますが、ベジタリアンは、「肉や魚を食べない」だけです。ただし、「魚介類は食べるが肉は食べない」というペスカトリアンや、「肉や魚をなるべく食べないように意識して過ごしている」というフレキシタリアンなども、ベジタリアンに含めて言う場合があります。

そうした定義のあやふやさも踏まえた上での数ではありますが、最近の推定では、

広義での菜食主義者の人口は、アメリカでは3〜5%、イギリスで2〜5%、カナダで4〜8%、オーストラリアで3%といったところです。

別の調査では、アメリカ人のうち、肉を食べない人は、1943年の時点では約2%だったのが、2012年には、ベジタリアンを自認する人が5%に達したという結果が出ています。ただし、その中には、「時と場合によっては肉や魚も食べている」という人々（フレキシタリアン）も含まれていると思われ、実際にはほとんど増えていない可能性もあります。

いずれにせよ、菜食主義者の比率が今もって非常に小さいということははっきりしています。

代わって日本ではどうかというと、もともと動物性タンパク質については、もっぱら魚から摂っていました。肉食の習慣は明治維新以降、西洋から導入されたもので、戦前・戦中の軍隊では、富国強兵の観点から肉食が奨励されていました。その点は、西洋の軍隊も同様です。

戦後は、国全体が豊かになるのと足並みを揃え、食生活も欧米化が進み、今や和牛が海外でグルメブランドとして珍重されているほどです。その中で菜食主義の人がどれくらいいるかというと、**ベジタリアンとしての食生活に取り組んでいる人は3・8%、ヴィーガンは2・2%という調査結果が出ています。**西洋とほとんど差がありません。

なぜ、菜食主義の人は増えないのでしょうか。宗教的なバイアスがかかっていない日本においてすらそうなのです。人類には、肉を食べることをやめられない生理的な理由のようなものがあるのでしょうか。

肉食の利点とスーパーアスリートの食生活

肉食がなくならない要因のひとつとして考えられるのは、セロトニン受容体遺伝子です。

セロトニンとは脳内の神経伝達物質のひとつで、分泌が少ないほど神経質・慎重・内向的になり、多いほどおおらか・大胆・外向的になることが知られていますが、その一方でこれは、「幸せホルモン」の異名を取る物質でもあります。これが不足すると、心が不安定になりやすいと言われているからです。

最近の研究でわかってきたのは、このセロトニンに反応する受容体に関与する遺伝子のスイッチが働くか働かないかで、偏食になったり、過食になったりといった、食生活における違いが発生しているらしいということです。

肉を食べたり、暴飲暴食をしたりする際に「幸せ！」と感じる人も多いと思いますが、その多幸感の発現の仕方にも、この遺伝子が関与していると見られています。肉食を好むかどうかといった、個人レベルの味覚の違いも、これに左右されているようです。

もっとも、そのメカニズムまではまだ解明されていません。該当するタイプの遺伝子を持つと、結果として肉が好きになる、という「出口」だけがわかっている段階です。それに、この遺伝子が食における好みにどれくらい決定的な影響を及ぼしているかについては、断言しかねるところもあります。

肉を食べるか食べないか、同じ肉の中でも、特に牛肉を食べるか食べないかといった違いは、何千年にも及ぶ歴史の中で形成されてきたものです。そこには、民族・部族間の対立、宗教、経済力の格差など、さまざまなファクターが影響しています。

たとえば宗教を例に挙げるなら、先述のキリスト教世界で菜食主義者が異端視されてきたこともその一例です。イスラム教徒の間では豚肉を食べることが、ヒンドゥー教徒の間では牛肉を食べることがタブーとされていることを見るだけでも、そのことは得心いただけるのではないかと思います。

鯨肉を食べる文化とともに生きてきた日本人が、「クジラを殺して食べるなんて残酷だ」と欧米の人々から非難されることも、同じ構図に収まる問題です。

逆に言えば、ヴィーガンなどに代表される菜食主義もまた、そうした宗教的あるいは文化的な背景の中から生まれてきたものだと言えるでしょう。

それを考えても、先述の遺伝子による影響とも相まって、肉食というものは、なくそうとしてもなかなかなくならないのではないかと私は考えています。

もちろん、肉食には肉食の利点があるという点も、間違いのないところです。

特に**筋肉増強のためには、野菜だけでは心もとなく、やはり肉食も必要なのではないかと考えられます。動物性タンパク質と植物性タンパク質とでは、体内での吸収率やアミノ酸バランスに差があるからです。**

ヒトの体の約20％はタンパク質からできており、それが筋肉・内臓・皮膚・爪・毛髪などのもとになります。そうした人体内のタンパク質を構成するのは20種類のアミノ酸であり、うち9種類は、体内で合成することができず、食べたものから摂取する必要があります。これを「必須アミノ酸」と呼びます。

イソロイシン、トリプトファン、トレオニン、バリン、ヒスチジン、フェニルアラニン、メチオニン、リジン、ロイシンの9種類がその内訳ですが、これを動物性タンパク質から摂るか、植物性タンパク質から摂るかで、吸収効率などに違いがあるのです。

肉や魚、卵や牛乳などの動物性タンパク質の体内での吸収率が90〜99%であるのに対して、植物性タンパク質のそれは70〜90%とやや低めです。これは、植物の細胞壁やセルロースなどの食物繊維が消化の妨げになっていること、またアミノ酸組成の関係で体内での利用率が減ってしまうことが原因と考えられます。

タンパク質の摂取を植物にのみ依存している人は、とりわけ筋肉増強という観点から見た場合、必須アミノ酸を十分に摂取できていない可能性があります。

逆に、ヒトの筋肉に似た組成の動物性タンパク質を摂れば、腸で分解されたとしても、そのまま筋肉になるのです。

似たもの同士こそ、血となり肉となりやすい

実はこれと同じことが、貧血の治療についても言えます。

特に女性は、月経・妊娠・出産に際しても貧血の傾向を示すことがありますので、注意が必要です。貧血には鉄分の補給が必要と言われますが、鉄分を多く含むホウレンソウなどを積極的に食べるだけでは、貧血はなかなか改善しません。それよりは、動物由来の鉄分がいいと言われています。

鉄分には、マグロ、レバーといった動物性食品から摂取できる「ヘム鉄」と、コマツナ、ヒジキなどの植物性食品から摂取できる「非ヘム鉄」の違いがあり、これについても体内での吸収率に差があるのです。非ヘム鉄の吸収率が2〜5%であるのに対して、ヘム鉄の吸収率は10〜20%。「ヘム鉄配合」を謳う鉄分サプリに人気があるのも頷けます。

つまりは、「似たもの同士こそ、血となり肉となりやすい」ということです。

もちろん、前節で触れた、ネアンデルタール人の脳の発達も加味するなら、それも

肉食の利点のひとつと考えていいでしょう。肉に豊富に含まれるタンパク質や油脂が、脳の発達を助けたのではないかという見方もあるのです。

もっとも、ネアンデルタール人の場合、食用とするシカなどの動物を追いかけ、捕える際に、知恵を絞る必要もあったでしょう。肉を食べることでエネルギーやタンパク質を効率的に摂取しながら、同時に食肉の捕獲をめぐって脳を鍛えたことが、彼らの脳の発達を促したのかもしれません。

しかし、**肉を食べることの最大のメリットは、やはりなんといっても筋肉増強です。**体育学、栄養学などのさまざまな専門家が、「筋肉をつけるには肉を食べるのがいい」と指摘しています。ただし、これには異論もあります。というのも、もしそうなら、果物や樹皮などしか食べていないゴリラがなぜ、あんなにも筋骨隆々としているのか、という話になってしまうからです。

おそらく、ゴリラと人類とでは、遺伝子も代謝の仕組みも異なっているため、あくまで**ホモ・サピエンスにとっては、肉を食べた方が筋肉をつけるに際して好都合だったということなのではないかと私は考えています。**

肉食と筋肉増強——いよいよ、この章の冒頭に掲げた謎に視点が近づいてきました。

すなわち、肉ばかり偏食しているように見えるスーパーアスリートたちに、なぜめざましい活躍ができるのかという疑問点です。

アスリートにこそ、良質な筋肉が必要です。彼らが肉を食べることでそれを手に入れているのはわかるのですが、肉ばかり食べていたら、野菜からしか摂れない栄養素が不足して、普通はさまざまな健康上の問題——病気にかかりやすくなったり、血糖値がなかなか下がらなかったりといった不具合に見舞われ、万全のコンディションなど望むべくもなくなるはずです。

それを避けて通ることを可能にするようななんらかの秘密が、彼らの食生活には隠されているのでしょうか——。

ハンバーガー好きのタイガー・ウッズ

まずはタイガー・ウッズから見ていきましょう。

メジャー選手権での優勝が15回で歴代2位、獲得した賞金は1億ドルを超えて歴代1位といったさまざまな栄冠に輝く稀代のプロゴルファーですが、一方では、無類のハンバーガー好きで知られてもいます。来日中の滞在先ホテルでは、普段は提供しないハンバーガーが彼のためだけに作られたとか、日本マクドナルドがウッズ専用の臨時支店を開いたといった逸話にも事欠きません。

それほどのハンバーガー好きとあらば、さだめし偏食なのだろうと私は思っていました。というのも、先にも述べたとおり、ハンバーガーに代表されるファストフードは、「栄養バランスの悪い、不健康な食事」とみなされがちだからです。

ところが、マクドナルドのセットメニューを栄養学的見地から検証した結果を見るかぎり、一概にそうとも言い切れないようなのです。

食品のエネルギーは、タンパク質（Protein）、脂質（Fat）、糖質または炭水化物（Carbonate）で構成されています。これらを三大栄養素といい、**栄養学的には、タンパク質が15％、脂質が25％、そして糖質が60％という組み合わせが理想的なバランスとされています。そのバランスのよしあしは、それぞれの頭文字を取った「ＰＦＣバランス」という指標で測られます。**

それぞれの栄養素の占める割合と、理想バランスとの差が大きければ大きいほど、その食事の栄養バランスは悪いということになります。

たとえばアメリカンドッグのＰＦＣバランスを見てみると、脂質が45％と突出して高く（当然、その分だけ他の栄養素の占める割合は理想よりも小さくなります）、理想バランスとの差は全体で±40％にも達しています。これは、あまり健康的な食事とは言えません。

バランスがなぜ大事なのかというと、このうちの特定の栄養素に偏った食事を続けた場合、なんらかの健康上の問題が生じてくるからです。糖質ばかり摂っていれば糖尿病の原因になるように、摂り過ぎもよくないのですが、特定の栄養素をむやみに避けるのも好ましくありません。

最近は、ダイエットといえば「糖質制限」が主流ですが、**糖質は脳の働きに直結するため、不足すれば記憶力の低下などを引き起こしますし、同じく嫌われがちな脂質も、脂溶性ビタミンを吸収したり、細胞膜を作ったりするためにはやはり必要なのです。**

そういう意味でのバランスが望ましいものになっているかどうかを評価するのがＰＦＣバランスなのですが、その評価法をマクドナルドのハンバーガーセットメニューに当てはめてみると、どうなるでしょうか。

「エッグチーズバーガー＋ポテト（Ｍ）＋コカ・コーラ（Ｍ）」のセットメニューに関しては、やはり脂質が突出して高く、理想バランスとの差は±28％に達していますが、一般的なハンバーグライスのセット（ハンバーグとライスと副菜、味噌汁など）と比べると、それよりは栄養バランスがいいという結果が出ました。

さらに、「フィレオフィッシュ＋サイドサラダ（低カロリー玉ねぎドレッシング）＋野菜生活１００（Ｍ）」のセットにしてみると、理想バランスとの差はなんと±６％にまで縮まります。

サイドディッシュを、脂質と糖質の塊であるポテトではなくサラダにしたこと、ド

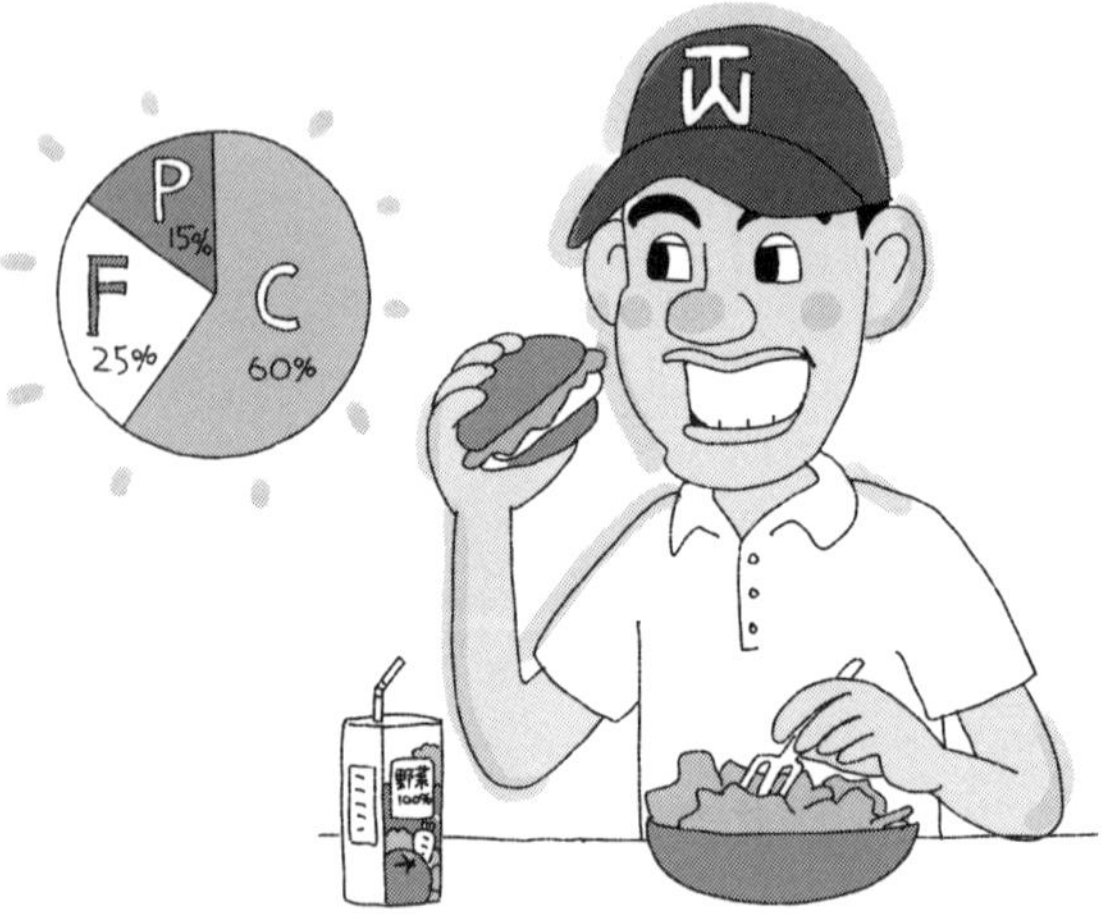

リンクを糖質の塊であるコカ・コーラではなく野菜ジュースにしたことが大きいとも言えますが、マクドナルドでも、組み合わせ次第ではほぼ理想の栄養バランスを持つ食事が摂れるということは驚きではないでしょうか。

もっとも、タイガー・ウッズがマクドナルドで実際にそういうヘルシーなメニューを選んでいるかどうかはわかりません。それに、この調査で見ているのはあくまで「栄養バランスのよさ」だけであり、総カロリーが多いか少ないかは度外視しています。「エッグチーズバーガー」のセットなどは、栄養バランスはともかくとして、熱量は1000キロカロリー近くあり、毎日それを食べていたらほぼ確実に太りますので、注意が必要です。

加えていうなら、体質というファクターもあります。肉ばかり、あるいは炭水化物ばかり大食いして、野菜をほとんど食べなかったとしても、理想的な健康状態を維持できている人もいます。

タイガー・ウッズがたまたまそのタイプだったとしても、不思議はありません。

イチローと内村航平の食の大きな共通点

イチローと内村航平についてはどうでしょうか。

実は二人には、食生活における大きな共通点があります。それは、二人ともカレーライス好きということです。これは、私には偶然とは思えません。その理由を、これからご説明します。

そもそもインド・パキスタンあたりを発祥の地とするカレーは、どのようにして日本の食生活の中に入り込んできたのでしょうか。その起源は明治期、海防力強化のために横須賀・呉・佐世保・舞鶴という四つの都市に鎮守府が置かれたときにまで遡ります。

当時、白米を中心に作られていた海軍の食事に関しては、タンパク質やミネラル不足から脚気が問題視されていました。それを解消するために取り入れられたのが、西洋式の食事です。１９０８年（明治41年）に発行された料理の教科書『海軍割烹術参考書』には、１００種を超える西洋料理やお菓子のレシピが掲載されていました。

その中でも、最も栄養バランスのいい料理が「カレイライス」なのだそうです。これは、イギリス海軍伝来の「カレーシチュー」を、白米に合うようにアレンジし、なおかつ片栗粉を加えてとろみをつけ、軍艦内で食べていて船体が揺れてもこぼれないように工夫したものでした。

栄養バランスがいい上に、調理が簡単で大量に作ることができるこの料理は、海軍内で大いに支持され、やがて一般国民の間にも広まっていきました。そして今やカレーライスは、日本の国民食のひとつとしてすっかり定着しています。

ただし、「カレー」というのは、それが海外に渡ってから、インド以外の人々が使うようになった呼称であり、インドでは「スパイス煮込み」と呼ばれていました。当地では、インダス文明の時代から、鶏レバーをタマネギ、ニンニクなどと一緒に煮込み、黒コショウとターメリックで香りをつけたような素朴な料理が食されていたのです。

トウガラシはまだ伝来していなかったので、それほど辛いものではなかったようです。15世紀以降、大航海時代にポルトガル人が当地にトウガラシを持ち込んできてからは、カレーは辛いものになりましたが、ターメリックをはじめ、さまざまなスパイスを投入している点は変わりませんでした。

そして、**カレーで何より肝腎なのは、このスパイス＝香辛料です。**一般に、カレーは肉や野菜を一緒に煮込むものなので、それだけでも栄養満点なのですが、そこに多様なスパイスを加えることで、万能食と言ってもいい優れた料理になっています。**この料理が4000年も生き延びてきたのは、単においしいからだけではなく、人が効率よくさまざまな栄養素を摂取できる食事方法だったからにほかならないのです。**

こうしたスパイスはもちろん、風味を添え、食材のうまみを引き立てるものでもありますが、実はそれぞれにさまざまな薬効があります。インドの家庭では、気候やその日の体調などを鑑みながら、カレーに投入するスパイスの種類や分量を決めているようなケースもあるといいます。いわば、サプリのような使い方をしているということです。

そして、**それらスパイスのほとんどは、植物由来です。これもまた、植物自身の生存戦略から生み出された成分を、人類が自らの健康増進に利用している例のひとつだと言えます。**

S&Bの「ゴールデンカレー」も、「35種類のスパイス&ハーブ」を売り物にしていますが、そうした市販されているカレーのルーやレトルトパウチにも、多種多様なスパイスが配合されているのが普通です。

代表的なスパイスとその薬効をいくつか挙げてみましょう。

ターメリックは、別名であるウコンの方が、あるいは通りがいいかもしれません。消化作用や新陳代謝の活性を促進し、肝機能向上にも効果があります。その殺菌・抗菌効果から、肌や湿疹にもよいとされています。**カルダモンには、疲労回復・整腸の作用があります。丁子とも呼ばれるクローブは、胃腸の働きを高めます。クミンには、消化促進・健胃・解毒などの効能があります。**

カレーによく使われるスパイスとしては、それ以外にもコリアンダー、ローリエ、シナモン、フェンネルシード、ナツメグ、アジョワン、サフラン、スターアニス、パセリ、セージ、タイムなど無数にあり、オニオンやガーリック、すなわちタマネギやニンニクなどの野菜も、インド料理においてはスパイスの一種として使われています（タマネギ、ニンニクの持つ効能については、第3章で詳述します）。

それを思えば、一見、偏食に見えるイチローや内村航平も、カレーを好んで食べることによって、むしろ健康増進に資する多様な植物のエキスを標準以上にしっかりと摂取していたのではないかと見立てることもできます。だからこそ彼らには、あれだけの素晴らしい活躍ができたのではないでしょうか。

ただ、カレーは万能食であるとはいっても、入れる具材によって、栄養素にバラつきが出る面もあるのは否めません。「この食材を入れてはいけない」という決まりはないので、どうとでもできるのですが、逆に言えば、「野菜は嫌いだからあまり入れない」という流儀も通用してしまうわけです。

そうすると、たとえばカレーだけではビタミンCが不足しがちになるといった可能性もあります。たとえば、ビタミンCを豊富に含むジャガイモを入れて煮込んでいれば理想的なのですが、ジャガイモが具材に含まれるとは限りません。

なお、ビタミンCについては、かつては「熱に弱い」というのが定説になっていました。**加熱調理した際に、野菜に含まれるビタミンCは壊れてしまうとされていたのです。しかし最近の研究で、それは誤りであるということがわかってきました。ビタミンCは、壊れるのではなく、煮汁の中に溶け出しているのです。**

それについては第4章であらためて詳しく述べますが、ここではひとまず、煮汁ごと食べるカレーの形でなら、具材に含まれていたビタミンCはしっかり摂取できるとだけ言っておきます。

　ともあれ、そういう形でカレーではビタミンCを摂取できていなかった場合、それが不足する可能性があるわけですが、内村航平の食の好みについて調べてみると、バナナが好きであるということがわかりました。

　実はバナナ自体、多様な栄養素を豊富に含む一種の万能食なのですが、カレーに加えてバナナを食べることで、彼はビタミンCもしっかり補っていたものと見られます。

　ついでに言うなら、元サッカー日本代表の中田《なかた》英寿《ひでとし》もカレー好きで、彼の場合は梨を好んで食べるそうです。「カレー＋ビタミンCを補う果物」という「完璧な食事」の

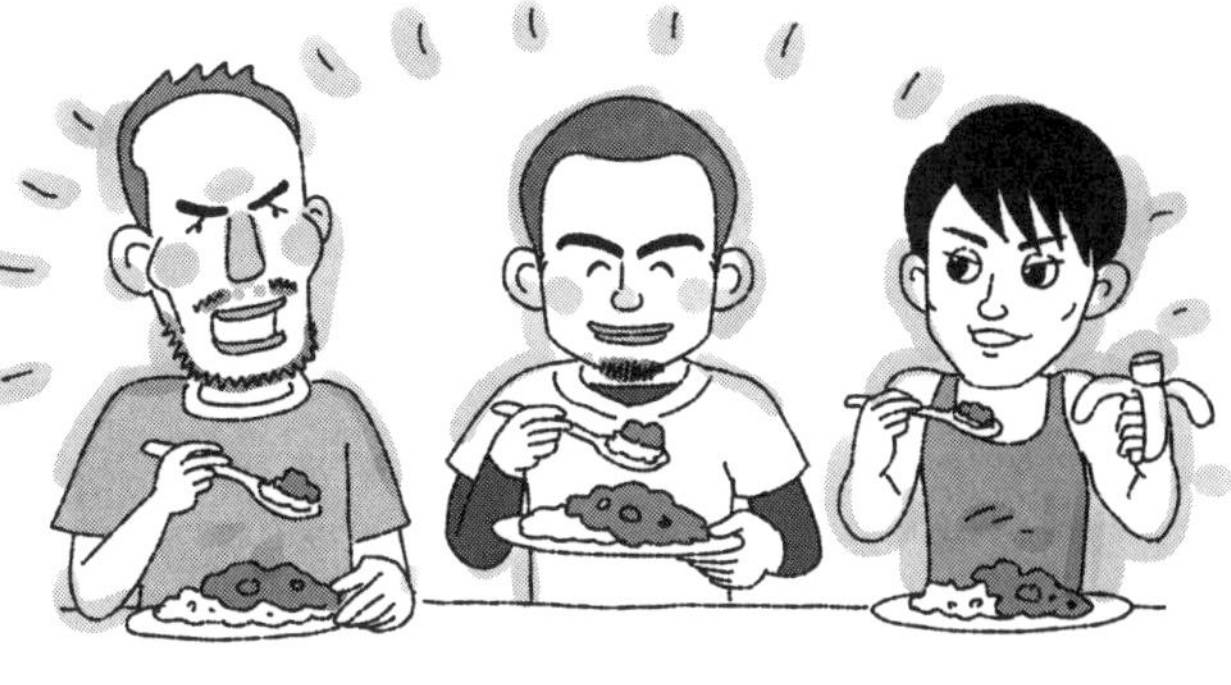

図式が、ここでも成り立っています。その点、イチローはどうかというと、どうやら果物には関心がないようです。そのかわり、彼は試合前に必ず、佐藤製薬の「ユンケル黄帝液」を飲んでいたことで有名です。彼が飲んでいたのは、正確には「ユンケル・ファンティ」という、ユンケル・ブランドの中でも最高位クラスの高級品です。

イチローの場合、まさにそれがキーなのではないかと私は考えました。こうした滋養強壮剤には、アスコルビン酸、すなわちビタミンCが大量に入っていることが多いからです。ところが、気になって佐藤製薬に問い合わせてみたところ、驚いたことに、「ユンケル・ファンティ」にはビタミンCはまったく配合されていないというのです。

そうすると、果物も食べないらしいイチローは、いったいどこでビタミンCを摂取していたのでしょうか。最も可能性が高いのは、彼が好んで食べていたカレーに、ジャガイモなどビタミンCを豊富に含む野菜が含まれていたという線です。煮汁の中に溶け出したそれをもれなく摂取することで、「完璧な食事」を実践していたのではないかということです。

そのカレーを、イチローは毎朝食べているということで有名でしたが、２０１０年ごろを境に、彼はその習慣をやめてしまいました。当時、そのことでマスコミがだいぶ騒ぎ立てていたので、ご記憶の方もいらっしゃるのではないかと思います。

一説によると、胃潰瘍になり、胃に刺激が強いカレーはやめた方がいいという判断からそうしたとされていますが、本当の理由は不明です。ともかくも彼はそれ以降、朝食は食パンとそうめんに切り替えたと言われています。ビタミンCも補える万能食としてのカレーが、その食生活からは消えてしまったのです。

もしもイチローが、この「朝カレー」の習慣をやめていなかったとしたら、まだまだ現役として活躍できていたのではないか――。そんな妄想を膨らませてしまうのは、私だけでしょうか。

肉食か菜食かの最終結論

健康を維持するには、どうやら野菜だけではなく、肉も必要だということがわかってきました。

「肉食か菜食か」の二者択一ではなく、それぞれのメリットをほどよく活かすことが大切だということです。肉を食べることには、たしかに、エネルギーを取り入れたり、筋力を増強したりする上で効率的であるという強みはありますが、免疫力をつけたり、血液をサラサラにしたり、腸内環境を整えたりするためには、やはり野菜も必要なのです。

前節で取り上げたスーパーアスリートたちは、意識して野菜を摂らなくても、他の方法で必要な栄養素を摂取できているようですが、それはあくまで例外と考えるべきです。先に述べたように体質もあるでしょうし、彼らはプロのアスリートとして常時、体を鍛えているという点で、一般の人々とは条件が大きく異なっているからです。

一般の人々が食を通じての健康を心がけるなら、肉も野菜もバランスよく食べることに勝る良策はありません。

先ほど、マクドナルドのハンバーガーセットでも、セットの組み合わせ方如何によってはむしろ理想的な栄養バランスの食事になると述べましたが、それはこれまでに人類が食べてきた多くの食事についても共通して言えることです。

欧米のコース料理なども、総カロリー量はさておいて、栄養バランスにのみ着目するなら、前菜やスープ、つけ合わせなどで野菜も十分に摂った上で、メインディッシュの肉か魚を食べるといった形になっており、栄養学的に見ればバランスが取れてい

ます。

もちろん、食事としては、肉と野菜のほかに、主食としての炭水化物も必要です。前節でご紹介したＰＦＣバランスは、それを前提としたものです。ハンバーガーセットにもバンズが含まれますし、欧米のコース料理にもパンやパスタがつきます。

和食の場合は、それがコメになります。伝統的な和風の食事を、「一汁一菜」といったりしますが、これは、白米または玄米に、具だくさんの味噌汁、季節の食材を使ったおかず（魚など）一品に漬物というラインナップを指しています。

味噌汁の具に野菜を使えば、それ自体が野菜のおかずの役割も果たします。一見、質素ですが、ＰＦＣバランスがよく、ビタミン、ミネラル、食物繊維も豊富で、味噌や漬物などの発酵食品に含まれる生きた酵素や菌体などもたくさん摂ることができるという意味で、栄養学的には理想的な食事の形を実現しています。日本人が健康長寿を誇ってきたことの根底に、こうした食習慣があったのは間違いのないところです。

この節では、栄養バランスの理想的なあり方について見ていきたいと思います。特に肉と野菜については、どういうバランスにすれば、健康を維持できるのでしょうか。

肉と野菜をどういうバランスで摂るのがいいのか

健やかに生きるためには肉も必要だとは言いましたが、肉の食べ過ぎはやはり、さまざまな問題を引き起こす原因になります。特に気をつけなければいけないのは、それによって腸内環境が荒らされてしまうことです。

先にも述べたとおり、近年は日本人の食生活も欧米化が進み、**肉を食べる機会も昔に比べれば格段に増えてきたために、腸内でも善玉菌であるビフィズス菌などが激減し、かわりにバクテロイデスなどの悪玉菌が増加するという傾向が強まってきています。**

ちなみに、念のために言っておきますが、「悪玉菌」といっても、いつも悪さばかりをする、撲滅すべき存在というわけではありません。これらの菌にも、私たちが食べた肉類などのタンパク質を分解し、便として排出するという大事な働きがあるのです。増えすぎたら困るだけで、まったくいなくなってしまってもそれはそれで問題です。理想的なのは、善玉菌が優勢で、悪玉菌を抑えている状態だと言われています。

では、悪玉菌が増えると、どういう問題が起きるのでしょうか。

腸内で悪玉菌が優勢な状態になると、アンモニアやインドール、スカトール、硫化水素といった有害な物質が産生され、便やおならが異様に臭くなります。それだけでなく、免疫力の低下を引き起こし、アレルギー性疾患や糖尿病、自己免疫疾患等の原因ともなります。

また、**肉の食べ過ぎは、大腸がんを発症するリスクを高めるとも言われています。**肉を食べることによって摂取された動物性脂肪は、肝臓から分泌される胆汁によって分解されます。そこで役目を終えた胆汁は再び肝臓に回収され、解毒されて次の役目に備えるというサイクルを繰り返すのですが、動物性脂肪を摂り過ぎた場合、この循環から漏れた胆汁の一部がそのまま大腸に流れ込み、腸内の悪玉菌の作用によって発がん性物質に変えられてしまうのです。

もちろん、だから肉を食べてはいけないと言っているのではありません。問題なのはあくまで、食べ過ぎることです。

また、**肉を食べたとしても、同時に野菜も十分に摂っていれば、悪玉菌の増殖を抑えることができます。**第1章で述べたとおり、野菜に含まれる食物繊維が、腸内の善玉菌のエサになるからです。

そこで問われるのが、「肉と野菜をどういうバランスで摂るのがいいのか」という問題です。

腸内環境を良好な状態に維持するには、肉と野菜を（重量として）「1：3」の割合で食べるのが黄金比である、という見解を持つ専門家もいます。

仮に肉を100g食べるなら、野菜は300g食べた方がいいということです。この見解は、早くから流布していました。

しかし、実際に野菜を300g食べるというのは、なかなかたいへんです。たとえばホウレンソウひと束を丸々食べたとしても、200gにしかならないと言えば、300gというのがどれほどの量なのか、おおむねの見当はつくでしょう。**その点については、専門家の間でも見解が分かれており、「1：2」程度で十分なのではないかと指摘している人もいます。**

私としては、「野菜は、肉の倍以上食べましょう」といったあたりが妥当なのではないかと考えています。

ただし**野菜については、なるべくいろいろな種類のものを取り混ぜて食べた方がよ**

り好ましいと思います。先ほどはたまたま例としてホウレンソウを挙げましたが、食べるのがホウレンソウばかりでは、特定の栄養素に偏ってしまいます。植物にはせっかく、一種あたり平均4・7個もの固有の成分があるのですから、量もさることながら、種類も多くするように心がけましょう。

特に、キュウリやレタスなどの夏野菜は、一見、カサがあるようでも、ほとんどは水分です。ビタミンやミネラル、食物繊維などをたっぷり摂るには、ニンジン、トマト、ブロッコリ、ゴボウなども積極的に食べるのがいいでしょう。腸内環境を整えるには、タマネギに含まれるオリゴ糖も効果的です。

流行のタンパク質ファーストは本当にいいのか

食べる順番としては、まず野菜を食べて、それから肉や魚などのタンパク質を摂るのがいいとされています。欧米のコース料理などでも、サラダやスープの形で野菜を食べてから、メインディッシュが出てくるのが普通です。

これにはいくつかの理由がありますが、先に野菜を一定量食べておけば、その食物繊維が、それ以降に食べた肉や炭水化物などを胃や腸の中でくるみ込み、消化を緩やかにするばかりか、血糖値の急激な上昇を抑えてくれたりするということを考えても、理にかなった順番です。

ところが最近、「タンパク質ファースト」という新しい考え方が出てきました。

シニア世代になってからは、食欲も消化能力も衰えてきます。食が細くなっている中で、それまで通り「野菜→タンパク質」という順番で食べていると、野菜を食べた時点でおなかがいっぱいになり、効率よくエネルギーを獲得できるタンパク質を食べる余地がなくなってしまう。**年老いても若々しく生きていくためには、タンパク質を優先して摂取すべきだという考え方です。**

この発想はちょっとしたブームになっているようですが、私は疑問を感じています。たしかに一理あるのですが、ビタミンCやβカロテンなどが植物からしか摂取できないことを考えても、野菜を食べることはやはり必要だと思われます。

次の章で詳しく取り上げる「ブルー・ゾーン」(長寿者が多い地域)を見渡しても野菜中心の食事こそが長寿の秘訣の核心部分になっているようです。**健康長寿ということを考えるとき、野菜を食べることは外せないのではないかと私は考えています。**

体を維持していく上ではタンパク質もたしかに大事ではあるのですが、それを摂取するために野菜を食べることを犠牲にするのはどうでしょうか。**たくさんは食べられないというのであれば、量としては少しでもかまわないので、やはりまずは野菜をいくらか食べ、それからタンパク質も欠かさず摂るようにすればいいのではないでしょうか。**

実は私自身、胃腸が弱いので、最初に肉などの脂っこいものを食べると、胃がもたれて気持ちが悪くなってしまい、その後、何も食べられなくなってしまうのです。そうなると、本来、摂るべきだった栄養素を摂れなくなることにもつながります。だから私は、アイドリングさながら、少量でもまず野菜を食べて、おなかの調子を整えてから、メインディッシュに当たる肉などを食べるように心がけています。

ところで、古代にレタスを最も好んで食べていたのはローマ人だと言われていることをご存知でしょうか。レタスにもいろいろあって、球の形にならない種類に「ロメインレタス」というものがありますが、あれは「ローマ人のレタス」という意味なのです。

レタスの原産地は地中海沿岸から中近東近辺で、人類が食料として利用した野菜の中では、最も古いもののひとつとされています。紀元前四〇〇〇年ごろのエジプトの古代遺跡の壁画には、早くもレタスと思われる野菜のレリーフが残されているのです。その後レタスはアレクサンダー大王によってギリシャに伝えられ、そこを経由してローマ帝国全域に広まりました。

ローマ人は当初、そのレタスを含むサラダを食事の最後に食べていたのですが、一世紀の終わりごろ、なんらかのきっかけで順序が逆転し、食欲を増進させるために最初に食べるようになりました。

理由はわかりませんが、古代ローマ人も、その順序の方が理にかなっているということに気づいたのではないでしょうか。そしてその順序こそが、西洋のコース料理に引き継がれていったものと思われます。なお、**フランス料理のフルコースでは、「まず野菜を食べて、メインディッシュを食べて、最後にフルーツなどのデザートを食べる」という順番が正式なものとされています。**

最後にデザートを食べるのにも、もっともな理由があるのです。甘いものを食べれば血糖値が上がり、満腹感が得られるからです。

そういうことを踏まえても、「まず野菜を食べる」という順序には不動のものがあ

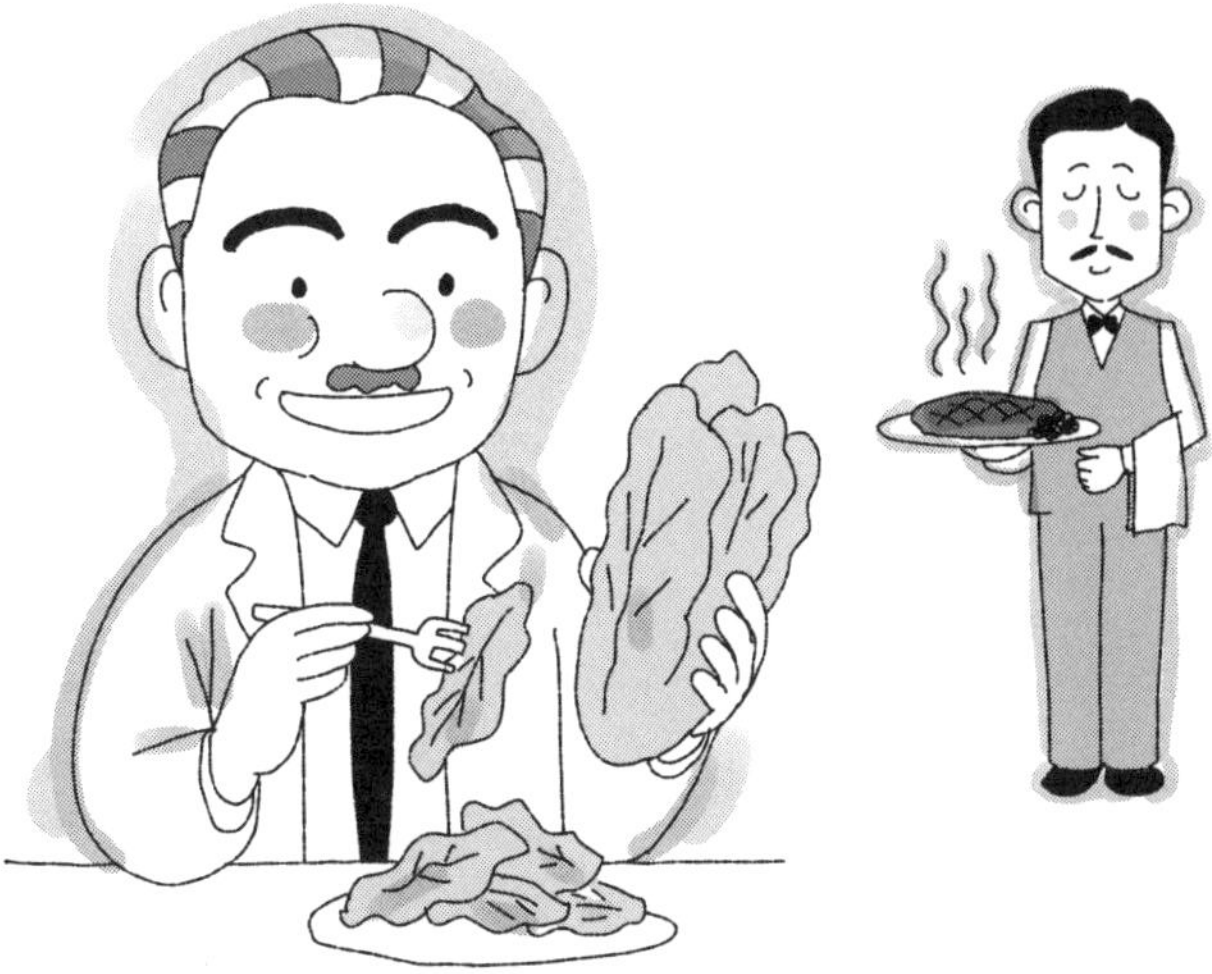

るのではないかと私は考えています。

アダムとイブの例を引き合いに出すまでもなく、**われわれ人類――少なくともヒト属は、本来は菜食で、次第に肉も食べるように進化していったのだと考えられます。**であれば、サルの時代から引き継がれてきた体内の遺伝子にも、その記憶が刻み込まれているはずです。私たちは、その順番に従うべきなのではないでしょうか。

その方が、結果としてシニアの方々の体にかかる負担も減るはずです。なんにしても、昔から守られてきた流儀に倣った方が、間違いが少ないと私は考えるのですが、皆さんはいかがでしょうか。

第3章
野菜で病気を防ぐ

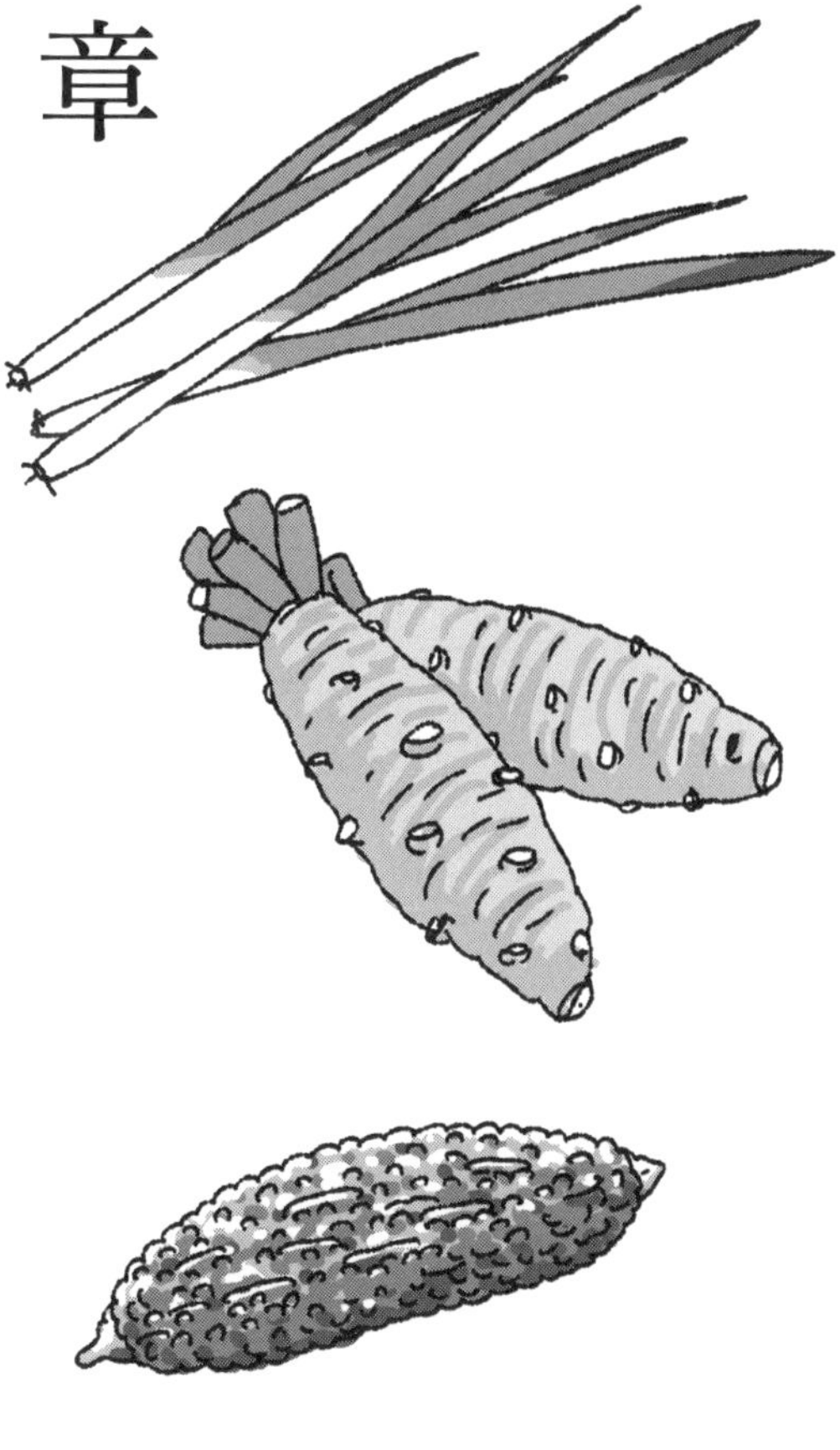

歴史を左右する植物の成分

これまでの章で、野菜を含む植物が、実に巧みな生存戦略を駆使していること、その成果にあやかってこそ、私たちは健康を維持できているのだということ、そして、肉も必要だとしても、野菜とのバランスが大事なのだということを見てきました。

この章では、野菜の持つ多様な成分を「薬」と見立て、どんな野菜にどんな効用があるのか、それが私たちの健康に具体的にどう役立っているのかを、予防医学的な観点からさらに詳しく掘り下げていきたいと思います。

野菜を通じて特定の成分を摂取しているおかげで、それと意識することもなく健康が保たれている場合もあります。そうして野菜を食べることで健康が維持されているのだとすれば、食べなければ当然、健康は損なわれるということです。

栄養学的な知見に乏しかった時代には、それが原因で重い病にかかり、なすすべもなく命を落とした人も少なくありませんでした。**野菜を食べることで必要な成分を摂取してさえいれば、その病気には冒されなかったかもしれないといったケースが無数**

にあるのです。

そういう観点から、歴史上の出来事、あるいは病死したとされる歴史上の人物の死因などを探っていくと、おもしろいことがわかってきます。ときには、野菜等の持つ特定の成分が、歴史を左右することすらあるのです。

まずはその切り口から、「薬としての野菜」にアプローチしてみましょう。

19世紀初頭のトラファルガーの海戦といえば、イギリス本土に攻め込もうとしていたフランス軍が撃退され、ナポレオン一世の野望が砕かれた海戦として有名ですが、イギリス海軍がナポレオンによる侵攻を防ぎ切った背景にも、ある植物成分――ビタミンCが大きく関与していたと聞いたら、驚かれるでしょうか。

ビタミンCは、赤ピーマン、黄ピーマン、ブロッコリ、ジャガイモなどの野菜や、キウイフルーツ、イチゴ、レモンなどの果物に豊富に含まれる成分で、抗酸化作用があることなどがよく知られていますが、これが欠けると、壊血病という病気にかかります。

私たちの体を構成しているタンパク質のうち30%はコラーゲンであり、これが血管や皮膚、靭帯、骨、軟骨などを作っています。そしてこのコラーゲンを生み出すのに、

ビタミンCは必要不可欠な成分なのです。体内のビタミンCが欠乏すると、血管や皮膚から張りがなくなり、全身から出血しやすくなって、最後には死に至ります。

15〜17世紀の大航海時代には、長期の船上生活における慢性的な野菜不足から、多くの水夫がこの病にやられて命を失いました。血が止まらなくなり、血まみれになって死んでいくのです。当時は原因も対処法もわからず、恐ろしい不治の病として海賊よりも恐れられていました。日本でも、坂本龍馬の姉である乙女《おとめ》は、壊血病で死んだと言われています。

現在では、この病気はビタミンCの欠乏が原因とわかっていますが、昔は分析手法が未熟だったため、どんな栄養素が不足しているとこの病気にかかるのか、その栄養素を摂取するにはどんな食材を食べればいいのかがわかっていなかったのです。

この病気に対抗する手立てを最初に発見したのは、18世紀のイギリスの医師、ジェームズ・リンドでした。当時、海軍に勤めていたリンドは、壊血病の重症患者である海兵を対象とした研究を通じて、柑橘類を与えた海兵の回復が早いことを見出しました。やがて**イギリス海軍では、海兵に毎日レモン果汁を摂取することが義務づけられ、海軍内での壊血病は根絶されたのです。**

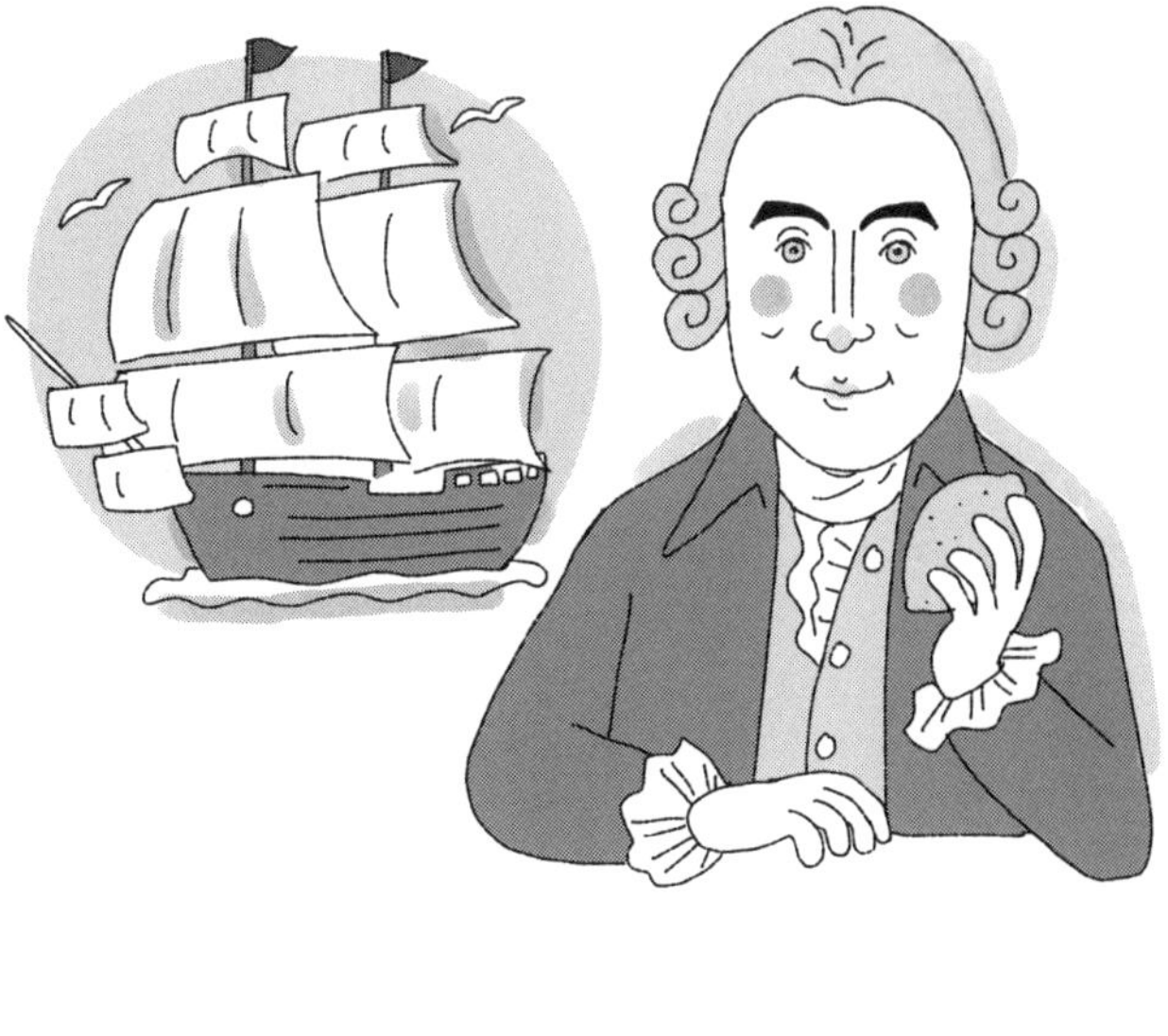

第３章　野菜で病気を防ぐ

壊血病の蔓延が原因で弱体化していたイギリス海軍の湾岸警備は、それによって活力を取り戻し、沿岸部をナポレオンから守り通すことができました。結果としてそれこそが、ナポレオン打倒に帰着したのです。

失脚後のナポレオンがセントヘレナ島に幽閉されていた頃、イギリス海軍の一軍医が、「壊血病の根絶がなければ、イギリス軍は沿岸封鎖戦術を続けることができず、ナポレオン率いるフランス海軍を撃滅できなかっただろうと言う者も、経験豊富な役人の中にはいる」と手記に書きつけています。

このときはたまたま、「柑橘類の果汁に、壊血病を治す効果がある」と判明したわけですが、その有効成分こそビタミンCであるということが、のちにわかっていったのです。そしてもちろん、ビタミンCは、柑橘類の果汁だけではなく、先に述べたようにさまざまな野菜からも摂取することができます。その摂取があったかなかったかで、歴史が大きく変わっていたかもしれないということです。

ちなみに沖縄の人々は、シークワーサーを絞っていろいろな食べ物に振りかけて食べています。シークワーサーは非常に酸っぱい柑橘系の果物であり、やはりビタミンCが豊富です。

沖縄には、東の海の彼方にあるとされる他界である「ニライカナイ」から神がやってきて豊穣をもたらすという信仰がありますが、そのニライカナイから海を渡ってきた人々が、もともと沖縄に住んでいた先住民である琉球族と一緒になって定住したという言い伝えもあります。シークワーサーの果汁を食に取り込む習慣も、それが体にいいという知識も、海の向こうから来た彼らがもたらしてきたものなのかもしれません。

壊血病という病気は、新鮮な野菜が豊富に手に入るようになった現代でも、発症例が完全になくなったわけではありません。

初期症状としては、皮膚がカサカサになったり、脱力感・うつ状態が見られたりします。その後、太ももの部分などに原因不明のアザが発生したり、全身の毛穴周辺に点状の出血が見られたりするようになります。さらに症状が進むと、歯茎・消化管・粘膜などからも出血が始まり、ついには死に至るという恐ろしい病気です。

現代ではどういう人がこの病気にかかっているかというと、新鮮な野菜や果物を長期間にわたって食べていないことが共通点として挙げられます。また、慢性的なアルコール依存、高頻度の喫煙などが見られることもしばしばあります。アルコールを飲みすぎると、ビタミンCが吸収されにくくなること、タバコを二本吸うだけでも、体内に蓄積されたビタミンCのうち、一日に必要な量が破壊されてしまうことなどが、その背景にはあります。

壊血病は、一人暮らしのお年寄りにも多いと言われています。栄養バランスに配慮した食生活が行き届かなくなることも、その原因の一端でしょう。特に昨今は、コロナ禍での巣ごもり生活がきっかけで、カップ麺やインスタント食品にばかり依存するようになってしまった人も増えていると思われます。

内科で診察をしていても、「やる気が出ない」「疲労感でいっぱい」という人が少なくありません。そういう人は、ひょっとしたら壊血病の初期症状に見舞われているのかもしれないと私は見立てています。

皮膚の乾燥を気にしている女性も多いですし、若い人の間にも、歯肉炎や胃腸の不調に悩まされているケースはまま見られます。そういう人は、お酒やタバコを控えるのはもちろんのこと、積極的にビタミンCを摂取するよう心がけるなど、食生活を見直す必要がありそうです。

秀吉はビタミンB1不足だった

引き続き、「歴史を動かした野菜の成分」について見ていきましょう。

天下統一を成し遂げた豊臣秀吉《とよとみひでよし》——。足軽から身を立てて、戦国大名としてさまざまな業績を残した人物ですが、この人の前半生と後半生は、くっきりとした明暗で色分けされているとも言えます。

出世街道を駆け上っていく渦中にあった秀吉は、非常に聡明で、機知に富む目覚ましい手柄を矢継ぎ早に打ち立てています。一夜にして墨俣城《すのまたじょう》を築いたとされる伝説も、史実かどうかはともかくとして、この人物の傑出した知力や行動力を象徴するエピソードのひとつでしょう。

そうして目を見張るほどのバイタリティと知略を駆使して天下を統一するまではよかったものの、晩年の秀吉には、常軌を逸した言動などが目立つようになりました。突如として甥の秀次《ひでつぐ》に切腹を命じたり、朝鮮出兵という無謀な暴挙に出たりしたことはその好例です。下痢や失禁にも悩まされていたようです。そして一五九八年（慶長三年）、病に倒れて哀れな最期を迎えました。

その栄枯盛衰の陰でも、ある野菜が大きな役割を演じていたとしたらどうでしょうか。

秀吉の死因には、肺がん説、胃がん説、梅毒説などがありましたが、現代の知見に照らすと、どうやら脚気で亡くなった疑いが強いようです。書き残されている病状などからしても、そう考えると辻褄の合う要素が多いからです。

脚気という病気については、第1章でも述べています。ビタミンB1の不足から発症する病気ですが、それを予防するためには、どんな食べ物を摂取すればよかったでしょうか。

ひとつは米ヌカですが、「アリナミン」の原料が当初はニンニクだった（のちにジャガイモに切り替わりました）ことも思い出していただきたいと思います。ニンニクにも、硫黄化合物アリシンと結合した形でビタミンB1が大量に含まれているからです。そしてここでは、まさに米ヌカとニンニクが焦点になります。

秀吉の「脚気死亡説」は比較的最近になって出てきた新説であり、最初に聞いたときには私もびっくりしたのですが、そう考えると腑に落ちることはたしかにあるのです。

NHK大河ドラマ『秀吉』（1996年放送）では、竹中直人さん演じる若き日の秀吉が、首からなにかを数珠のようにぶら下げており、「あれはなんなのだろう」と思っていたのですが、実は秀吉は、そうしてニンニクを結び合わせたものを首にかけ、それを齧《かじ》りながら戦に臨んでいたというのです。

前半生における秀吉の頭のキレのよさや卓越したバイタリティの秘訣は、ニンニクから摂取していたビタミンB1にあったのかもしれないと今では思います。

そんな聡明だった秀吉が、晩年にはすっかり人が変わったようになってしまいまし

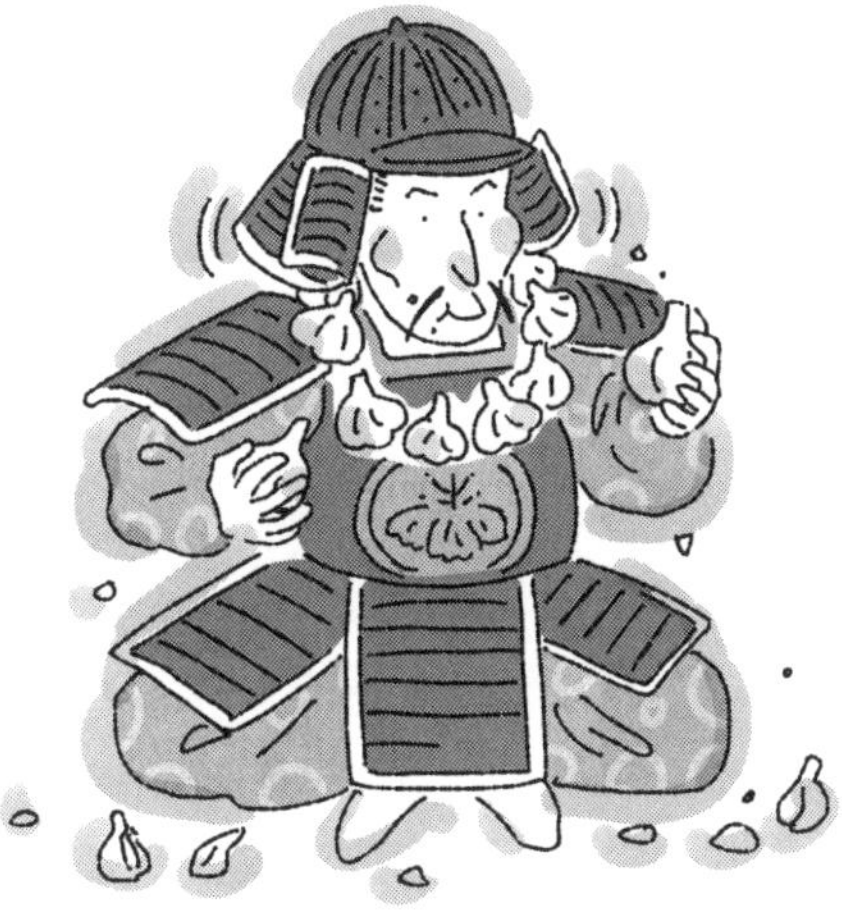

た。それは、若い頃とは反対に、ビタミンB1が不足していたことが原因なのではないかと思われる節があります。

下痢や失禁もビタミンB1の欠乏によって起こりうる症状ですし、その欠乏状態が長く続くと、ウェルニッケ脳症という、脳が萎縮する病気にかかる場合があります。身内の秀次や腹心であった千利休《せんのりきゅう》などに切腹を命じるといった異常な言動は、ウェルニッケ脳症が原因の精神錯乱によるものだった可能性があります。

それにしても、晩年の秀吉がビタミンB1不足になってしまったのはなぜだったのでしょうか。その頃にはニンニクを齧る習慣もなくなっていたのでしょうが、原因はそれ以外にも考えられます。それは、ひとことでいえば「生活の貴族化」です。

コメは、今では白米を食べるのが普通ですが、かつて白米は贅沢品でした。地位と名声を手に入れた秀吉は、白米ばかり食べるようになっていたはずです。そしてコメの場合、第1章で述べたとおり、ビタミンB1の大半は、精米によって削ぎ取られる米ヌカの方に含まれているため、**白米をいくら食べても、ビタミンB1の補給にはほとんどならないのです。**

江戸時代にも、もっぱら地方から江戸に出てきて藩邸に詰めている勤番侍などの間に、急に寝込んでしまう者などが多く現れました。しかし国元に帰ると、ケロリと治ってしまうのです。そのため**「江戸患い」とも呼ばれたこの病気――その正体は、実は脚気でした**。

彼らが脚気に罹患したのは、国元ではめったに食べられない贅沢品である白米が、江戸ではいくらでも食べられるため、在府中に白米ばかり喜び勇んで貪り食っていたからです。国元に戻ると体調が回復したのは、再び玄米に近い分つき米に雑穀などを混ぜた食事に戻し、結果としてビタミンB１を十分に摂取できたからだと考えられます。

つまり、脚気自体、この時代には一種の贅沢病だったということです。

事実、脚気で亡くなったと思われる歴史上の人物には、貴族的な暮らしをしていた人々が目立ちます。

たとえば、「この世をばわが世とぞ思ふ」と詠ってこの世の春を謳歌した平安貴族の藤原道長《ふじわらのみちなが》もその一人ですし、徳川将軍家では三代の家光《いえみつ》、五代の綱吉《つなよし》、一四代の家茂《いえもち》と揃い踏みになっています。家茂のもとに降嫁した皇女・和宮《かずのみや》も、死因は脚気だったと言われています。

もっとも、同じ徳川将軍家でも、初代の家康《いえやす》は脚気になっていません。家康の死因はかつて、好物だった「鯛の天ぷら」の食べ過ぎだったとされていましたが、近年では胃がんによるものとする説が有力です。

人一倍、健康に気を遣う人であったことでも知られる家康が胃がんを発症してしまったのは残念ですが、この人の享年は満73歳、当時としてはかなり高齢です。長く生きればそれだけ、がんにかかるリスクも高くなるため、それ自体は不思議なことではありません。

それより**注目すべきなのは、この人が終生、ニンニク好きだったという説があることです。**

好物だったという「鯛の天ぷら」も、正確には、ごま油で鯛を素揚げしたものに、おろしニンニクをたっぷり乗せたものだったようです。このレシピを実際に再現して試食してみた人によれば、家康が食べ過ぎた気持ちがわかるほど美味なものだったとのことです。

家康は秀吉のライバルでもありましたが、この二人の違いは、「ビタミンＢ１を終生、十分に摂取していたかどうか」という点にあったと見立てることも可能です。天下取りの明暗も、ニンニクを軸として分かれたのではないか——歴史マニアの私としては、ついついそんな妄想を繰り広げてしまいます。

ダイエットもビタミンB1不足になりうる

歴史上、そんな重要な役割を果たした脚気ですが、その正体が正確に見極められ、駆逐されていくまでには、まだまだ時間が必要でした。

明治時代以降になっても、軍隊——特に海軍で、兵士が急に体調を崩すという事例が頻発しており、当初は伝染病が疑われていたといいます。たとえば密閉された狭い潜水艦内で、乗組員の半数以上が突然倒れ、動けなくなってしまったり、そのまま死んでしまったりしたからです。

当時は黄熱病やペストなどの研究も行なわれていたため、そういう見立てになったわけですが、最終的には、**それがビタミンB1の不足によるものなのだという事実が突き止められます**。すなわち、この兵士たちがかかっていたのも脚気だったのです。

そのことは、江田島海兵出身である私の父も話していました。

現在では発症の原因もわかっていますし、昔よりも多様で新鮮な食材がふんだんに手に入るようになったため、コメを白米の形で食べるのが普通になったからといって、ただちにビタミンB1が欠乏するわけではありません。米ヌカ以外のニンニク、ジャガイモ等の野菜などからも、ビタミンB1は摂れるからです。

それでも、警戒を怠ってはいけません。壊血病同様、脚気もまた、現代にもなお「予備軍」と思われる人が少なくないからです。

そうなる原因も壊血病と似ており、コロナ禍での巣ごもり生活でインスタント食品などに過剰に依存する食生活を続けたり、酒浸りになったりしている人には、危険信号が灯ります。**酒浸りがなぜいけないかというと、アルコールを分解する際にビタミンB1が大量に消費されるからです。**

先に秀吉の異常な言動の原因だったかもしれないと見立てた、脚気が原因で発症するウェルニッケ脳症もまた、飽食の時代である現代に至ってもなお、ゼロにはなっていません。私が勤務する病院にも、常に一人か二人はこの病気で入院している人がいます。日中は比較的平穏なのですが、夜間はせん妄状態に陥ることもあり、叫んだり暴れたりするので、病棟スタッフが苦労しているようです。

現代にこの病気を発症する人は、たいていはアルコールを過剰に摂取していて、お酒以外はあまり口にせず、食べるとしても好きなものしか食べないというタイプの人です。アルコール依存が原因で、ビタミンB1が極端に欠乏しているのです。

また、**激しい運動をしても、ビタミンB1は消費されます。ダイエットのつもりで運動した結果、ビタミンB1不足になってしまう場合もありえるので、注意が必要です。**

「江戸患い」ならぬ「東京患い」あるいは「都会患い」とでもいったものが、現代社会の都市生活の中でひそかに蔓延しつつあるのではないか——。私はそんな危惧を抱いています。ぜひ、ビタミンB1を含む食品も、意識して積極的に摂るようにしてください。

硫黄化合物を含む野菜たちのパワー

脚気の話ついでに、それを防ぐ効果のあるニンニクという野菜について、もう少し詳しく見ていきましょう。

ニンニクといえば、吸血鬼ドラキュラを思い出す人も少なくないでしょう。「ニンニクを部屋に吊るしておくとドラキュラを寄せつけない」という伝承が、ヨーロッパでは古くから語り継がれてきました。

実は日本にも、それと似た風習があります。ひとつは、青森県弘前市の鬼神社が開催している「にんにく祭り」です。これは、神前にニンニクを供えると同時に、近隣の民家の戸口にニンニクを吊るして、悪魔や病魔を祓うというものですが、同種のお祭りは、茨城県つくば市の一ノ矢八坂神社でも開催されています。

また『古事記』には、山越えをしようとしたヤマトタケルノミコトが、悪事をする神に襲われた際、噛んでいたニンニク（「大蒜《おおびる》」）を咄嗟《とっさ》に投げつけて追い払ったという神話が残されています。古今東西を問わず、ニンニクには魔を退散させる力があると信じられてきたことがわかります。

その理由は、どこにあるのでしょうか。真っ先に思い当たるのは、あの強い匂いです。ドラキュラでなくても、あの匂いを敬遠する人はいるでしょう。しかしそれを抜きにしても、ニンニクに精をつける力や疫病を防ぐ力があることは古くから知られていました。

中世ヨーロッパで疫病が流行した際も、日頃からニンニクを取り扱っていた人々は、不思議と罹患しなかったといった事実もあります。それがルーマニア発祥のドラキュラ伝説と結びつき、「魔除け」としての地位の確立に帰着したのだと考えられます。

そのニンニクには、どんな成分が含まれているのでしょうか。

特記すべきなのは、硫黄化合物アリシンです。ニンニクの中で、この成分はビタミンB1と結合したアリチアミンという形で存在し、ビタミンB1の体内での吸収を助けるということは第1章でご説明したとおりですが、それがまさに、滋養強壮の効果を発揮しています。

それ以外にも、免疫力の向上、がんの予防、生活習慣病の予防、血流の改善、血糖値上昇の抑制といった多様な効能を持っているのがアリシンです。おそらく、そのことは古くから経験的に知られており、だからこそニンニクは、ウィルス等による感染症を予防すると同時に、衰弱した体を回復させる力のある野菜として珍重されてきたのでしょう。

あの強烈な匂いは、硫黄によるものだと知れば、なるほどと納得できるのではないでしょうか。実は、ネギやタマネギもニンニクと同じネギ属の仲間で、いずれも硫黄化合物を多分に含んでいます。そしてともに、ニンニクと似た滋養強壮等の効用があります。**匂いはきついものの、硫黄成分には、体を元気にする働きがあるということです。**

ネギは、奈良時代に日本に渡来して以来、長らく親しまれてきた野菜であり、『日本書紀』には早くも「秋葱《あきき》」の名称で記述が登場します。白い部分にはビタミンC、緑の部分にはカロテン、カルシウム、ビタミンKなどが含まれていますが、注目すべきはやはり、硫黄化合物です。

ネギの硫黄成分は硫化アリルと呼ばれ、食欲増進や消化促進などの効果があると言われていますが、体内で分解されることで前述のアリシンに変化し、先に述べたような体によい働きをします。

また、精油成分のアリルサルフィドには、鎮静・緩下・発汗・利尿などの作用があると言われています。風邪をひいたらネギを食べさせるという伝統的な民間療法は、それに基づくものでしょう。

おもしろいことに、**ニンニクだけでなくネギにも、魔除けとしての役割が期待されていた形跡があります。弘法大師・空海《くうかい》が、京の東寺（教王護国寺）付近で大蛇に追**

われた際、近くのネギ畑に逃げ隠れて難を逃れたという伝承が残っており、東寺の五重塔の上にネギの花であるネギ坊主を模した飾り（擬宝珠）がつけられているのは、それにちなんだものとも言われているのです。

それにしても、「東寺の近くのネギ畑」と聞くと、ちょっと不思議な気がします。私も京都には長い間住んでいましたが、現在の東寺周辺には建物が林立していて、ネギ畑など影も形も見えません。ただしあの界隈は、住所としては京都市南区九条町に当たります。そして「九条」といえば、九条ネギが有名です。

「九条はネギ、ネギは九条」と言われるほど、京都ではなんといっても九条ネギがよく知られています。その九条ネギは、本来は東寺周辺で栽培されていたものだったのです。明治時代以降、京都市内の産業が発達していくのにつれて、栽培地は徐々に郊外へ、さらにその外側へと押しやられていき、今では「九条」も名前に残っているだけです。

しかし、九条ネギを食べる際、弘法大師の逸話を想起すると、なんだか凶事を避けるご利益がありそうな気がしてくるから不思議です。

タマネギのすごい効能

続いて、タマネギについて見てみましょう。

紀元前のエジプト王朝時代に描かれたレリーフを見ると、ピラミッドを建造する労働者たちが、腰からなにかをぶら下げている様子がわかります。実は、それこそがタマネギだというのです。彼らはなぜ、よりによってタマネギを携帯しているのでしょうか。

ピラミッドの建造は、重たい石材を持ち運んだり、高いところまで積み上げたりする重労働です。その**重労働を担う労働者たちに、タマネギは強壮剤として支給されていたようです。というのも、この野菜には、疲労回復、病気の予防などさまざまな薬効があるからです。**

原産地は中央アジアですが、その栽培は紀元前5000年頃から始まっており、乾燥に強く保存性が高いこと、長距離の持ち運びに適していること、植えれば球根としてそのまま増やせることなどから重宝され、遠くエジプトでも栽培されていたのです。

タマネギが多様な成分を産生しているのは、原産地の乾燥地帯で害虫や病原菌から身を守ろうとする生存戦略の一環なのでしょう。

タマネギにも前述のネギ同様、硫化アリルが含まれるため、食欲増進、消化促進、ビタミンB1の吸収促進・活性化といった効用が期待できます。なお、タマネギをスライスすると目や鼻が刺激されて涙が出るのは、この硫化アリルの働きによるものです。

ただし**タマネギについては、それ以上に特筆すべき有効成分として、ケルセチンの名を挙げることができます。**

ケルセチンは抗酸化作用のあるポリフェノールの一種で、これを摂取すると非常に安定した状態で体内を巡り、オールラウンドな健康効果が及ぼされます。まず血をサラサラにして血流を改善し、血中コレステロールや悪玉コレステロールを低下させます。それ以外に、血糖値上昇を抑制したり、動脈硬化を予防したりする一方、関節痛を和らげる効果もあるとされています。

このケルセチンの配糖体（化合物）を配合したサントリーの「特茶」は、俳優の本《もと》木《き》雅弘《まさひろ》さんを使って、「金のフォース、金の特茶」と銘打つCMで知られています。

ケルセチンに、悪と闘うスター・ウォーズ・シリーズの「フォース」並みの力があるとでもいったイメージを打ち出していますが、それが健康に及ぼすパワーには、実際に測り知れないものがあります。

それを思えば、ピラミッド建造で過酷な労働に駆り立てられていた人々がタマネギを食べていたことも、まさに理にかなっていたと言えます。そのことが、現代医学によって証明されつつあるということです。

なおタマネギは、ヨーロッパでは、ニンニク同様、魔女を退散させる魔除けとして家の玄関先に吊るす習俗があったようです。ニンニクにせよ、ネギにせよ、タマネギにせよ、「匂いの強いもの＝魔除け」という構図が成り立っていますが、それもまた、それぞれの野菜が持つ、病を防ぐ強い作用に裏打ちされたものだったのでしょう。

なぜ刺身にはワサビを添えるのか？

もうひとつ、硫黄成分を含む野菜を紹介しましょう。それはワサビです。

野菜というよりは薬味として使用するものですが、あの辛味の正体は、グルコシノレートと呼ばれる化合物にあります。**ワサビをすりおろすと細胞組織が破壊され、グルコシノレートがアリル芥子油（アリルイソチオシアネート）とグルコースと硫酸に分解されます。このアリル芥子油《からしゆ》こそが硫黄化合物です。**

グルコシノレートには、殺菌作用、防カビ作用、駆虫効果などがあります。ワサビの場合、土中にある根の部分に、防御物質としてこれを蓄えています。それによって、ワサビ自身が、細菌による腐食やカビによる被害から身を守っているのです。そしてその根の部分こそが可食部となるため、私たちはあの辛味を楽しむことができるのです。

ワサビは、日本では古くから食用にされ、親しまれていました。飛鳥時代の木簡にはすでに、ワサビについての記述があります。もっとも、本来は薬草に近い位置づけだったようです。

本格的な栽培が始まるのは、江戸時代になってからです。美食家だった徳川家康が、ワサビの風味を非常に気に入ったことがきっかけだったようですが、ワサビの葉の形がたまたま徳川家の三つ葉葵の家紋と似ていたため、門外不出にしたとの言い伝えが残っています。それもあってか、江戸時代にはもっぱら将軍家など、高貴な人々の間でのみ食されていたのが、幕末から明治期にかけて、徐々に庶民の間にも広まっていきました。

この植物が古くから好まれていたのは、もちろん、ニンニク同様、あの**鼻にツンとくる独特の辛味が、ともに食べる食材の旨味を引き立てるからでもありますが、それが殺菌作用なども持っていて、生魚などの食材の臭みを消したり、雑菌の繁殖を抑制したりすることが、経験的に知られていたからでもあるでしょう。**

これもまた、植物の生存戦略を人類が上手に利用したケースの好例のひとつです。ワサビ自身が自らの身を守るために生み出した成分が、人類が生魚などを安全に、かつおいしく食べることに役立てられているのです。

ちなみに私の母は昔、静岡に住んでいたことがあります。静岡の山間部ではワサビが栽培されていたらしく、母はよく、「ワサビはきれいな水でないと育たない」と言っていました。これは正確には、「清涼な湧水がなければうまく育たない」ということであるようです。

ワサビの持つ、消毒・殺菌能力のある成分は、自らの身を守るために産生しているものなのですが、その一部は非常に毒性が強く、ワサビ自身の新芽でさえも自らの毒にやられてしまうため、常に浄水でそれを洗い流している必要があるという説があるのです。

これは、至るところに清流があり、それが流れる中で植物が育つという、島国ならではの日本特有の環境が産み出した奇跡と言ってもいいかもしれません。同じ条件が整う土地でないと、ワサビはうまく育たないのではないかと思います。


硫黄化合物を含む野菜のパワーについて見てきましたが、このとおり、硫黄成分には、滋養強壮、疫病の予防などさまざまな効用があり、それを含む食材を摂取すれば元気になれるということに間違いはありません。

ただし、そこにはひとつ、落とし穴があるのだということが、最近の研究でわかってきました。それは、**硫黄成分の摂取が、体を頑健にする一方で、かえって寿命を縮めてしまう可能性があるということです。それ自体が体に悪いものというわけではないのですが、もしも長寿を望むなら、摂り過ぎは禁物ということです。**

そこには、硫黄成分をめぐるひとつのパラドックスがあります。

もっとも、硫黄成分を含む野菜は、それほど多くありません。それよりは、野菜が健康に寄与するさまざまな効用に着目すべきだと私は考えています。事実、野菜を積極的に食べることこそが長寿に結びついているということを示すエビデンスも出てきています。

硫黄成分をめぐるパラドックスについては後ほどもう一度詳しくお話しするとして、まずは野菜と健康長寿の関係について見ていきたいと思います。

野菜中心の食事が長寿の秘訣

健康寿命をできるだけ長く延ばして、病に苦しんだりすることもなく、天寿をまっとうするように老衰で亡くなる――そんな「ピンピンコロリ」の人生は、多くの人が理想としているものではないかと思います。現実に、そんな形での長寿を多くの人が実現し、100歳を超える人もざらにいるという地域が、地球上にはいくつか点在しています。

それが、すでに何度か言及した「ブルー・ゾーン」です。その背景には、どんな秘訣が隠されているのでしょうか。

ブルー・ゾーンというのは、ベルギーの人口学者ミシェル・プーランが、イタリア・サルデーニャ島のある地域を、長寿者が多いエリアとして地図上で青くマーキングしたことに由来する呼び名です。

それに基づき、冒険家でありベストセラー作家でもあるダン・ビュイトナーが、『ナショナル・ジオグラフィック』誌およびアメリカ国立老化研究所と合同の世界長寿研究プロジェクト「ブルー・ゾーン」を立ち上げ、五つの地域を世界的に長寿の地域として指定しました。その上でこのチームは、各地域での人々の暮らしぶりを詳しく調査したのです。

その地域とは、前述のサルデーニャ島に加えて、沖縄（日本）、ロマリンダ（アメリカ）、ニコヤ半島（コスタリカ）、そしてイカリア島（ギリシャ）の5つです。

彼らの研究によると、これらの地域に共通する、長寿の原因と考えられる要素としては、以下の9つが挙げられるといいます。

①　よく体を動かしている、規則的に運動している。
②　生き甲斐や目的がある。

③　ストレスが少ない。
④　満腹を感じるまで食べない。
⑤　野菜中心の食事。
⑥　適量のお酒をたしなむ。
⑦　社会的なグループの活動に参加する。
⑧　宗教のグループ活動に参加する。
⑨　家族、親族とのつながりが強い。

身も心も健やかでいられるような社会的・環境的条件も含めて、さまざまな要因が健康へのリスクを減じているものと思われますが、私としては、「⑤野菜中心の食事」に注目しないわけにはいきません。それぞれの地域について、食生活を中心にざっと見ていきましょう。

長寿の国では一体何を食べているのか？

まずサルデーニャ島ですが、こちらでは主としてジャガイモ、トマト、フェンネルなどを食べています。フェンネルとはセリ科の多年草で、日本ではウイキョウ（茴香）として知られるハーブの一種です。私も現物を見たことがありますが、アオサのような見かけの細い緑の葉がたくさん生えた草です。そうしたものを中心とした野菜スープなどを常食としているようです。

ブラックベリーやミルト酒（ミルトはサルデーニャの森に自生するハーブ）をたしなむことで、ポリフェノールを多量に摂取していることも、長寿に関係していそうです。

沖縄は、いわゆる「島野菜」が有名ですね。言わずと知れたゴーヤをはじめ、琉球ヨモギ（フーチバー）、チョーミグサなど種類も豊富です。チョーミグサが「長命草」のことだというのは、いかにも示唆的ではないでしょうか。前述のフェンネルも、「イーチョーバー」（茴香葉）の名で親しまれています。

代わってロマリンダは、アメリカのカリフォルニア州にある村で、ここではトマトや種子植物やマメ科植物などが中心の食生活が送られています。

地中海沿岸や亜熱帯地方なら、「健康」「長寿」といったものともイメージを結びつけやすいですが、なぜアメリカで、しかもこの地域だけが長寿を誇っているのでしょうか（同じカリフォルニア州の他の地域に住む人々と比べて、こちらの住民は平均寿命が10年も長いのです）。

その秘密は、住民の多くが持つ信仰にあります。この村はセブンスデー・アドベンチスト教会と呼ばれるキリスト教プロテスタントの一派が作った村であり、ここでは信仰上の理由で菜食主義が徹底されています。

「見よ、全地に生える、種を持つ草と種を持つ実をつける木を、すべてあなたたちに与えよう。それがあなたたちの食べ物となる」という神の言葉が聖書の『創世記』に残されていると第1章で述べましたが、彼らはその教えを、現代に至るまで忠実に守っているのです。

ニコヤ半島は、中米のコスタリカにあり、イグアナが棲息していることで知られる地域です。ここでもカボチャ、トウモロコシや全粒穀物などが中心の食事が摂られて

います。住人の多くは、アメリカ大陸の先住民であるモンゴロイドであり、マヤ文明やアステカ文明から受け継いだ長寿の知恵を持っているのではないかという見方もあります。

ついでながら、この地域は、コーヒーの消費量でも世界で第2位だそうです。コーヒー豆は野菜ではないものの、これも植物には違いなく、そしてカフェインをはじめとする多くの成分を含有しています。カフェインには眠気を覚ましたり、疲労を回復したり、集中力を高めたりする作用があり、私たちはこれらの飲料を飲むことでごく自然にその作用を利用していますが、それが本来は一種の毒性物質であったということをご存知でしょうか。

チャノキやコーヒーノキ、カカオはそれぞれ、昆虫や動物からの食害を避けるために、毒物としてカフェインを産生しているのです。ただしその毒性は強くないため、人間が摂取した場合は、その作用も「適度な刺激」レベルに留まります。つまり、**ヒトの神経細胞の鎮静作用を阻害するというカフェインの毒性が、ちょうどいい按配で体に作用するのです**。

弱い毒のおかげで、私たちの体がかえってシャキッとするといったケースは、めずらしくありません。毒性物質が体に入ってくるのに応じて、「ヤバいものが入ってきた」と神経細胞が警戒し、その結果として覚醒や興奮が引き起こされるということなのではないかと私は考えています。

最後にイカリア島は、エーゲ海に浮かぶ、人口１万人にも満たない孤島ですが、ヨーロッパの他の地域と比べて、90歳以上の人口の比率が10倍も高いことで知られています。

調査時点で、70歳以上の高齢者の中に、認知症を発症している人が一人も見られなかったというのも、驚くべき点です。

ここでの食事は、季節の野菜、キノコや豆類、山羊のチーズなどを中心とした素朴な田舎料理で、肉はあまり食べず、食べるとしても月に一度程度だといいます。

もともと肉が貴重だったため、おのずと野菜中心の食生活となったようです。葉物野菜を茹でて、たっぷりのオリーブオイルをつけて食べるのが一般的です。

オリーブオイルと豊富な野菜は、もともと健康食として注目されていました。地中海に浮かぶクレタ島に暮らす人々が、高タンパク・高脂肪の食事に慣れたヨーロッパの他の地域の人々と比べて、心筋梗塞や動脈硬化になる率が低い原因を探っていったところ、そうした食事法が理由として浮上したのです。

いずれにしても、こうして見ていくと、野菜中心の食生活こそが、健康長寿の秘訣として大きな位置を占めているということに間違いはなさそうです。

沖縄の長寿ごはん「ジューシー」

こうした**ブルー・ゾーンの多くは紫外線の強い地域でもあるため、そこで生育する植物も、アントシアニンなどの抗酸化成分をより多く産生しています。それを積極的に摂取し、老化を防いでいることも、長寿の一因となっているのだと考えられます。**

なお、これらブルー・ゾーンに沖縄も含まれているのは、日本人としては名誉なことです。沖縄の長寿研究の研究所などには、私も20年ほど前から出入りしており、長寿食としての島野菜にも注目してきました。

「ジューシー」と呼ばれる、沖縄のかやくごはんをご存知でしょうか。豚バラ肉やひじき、ニンジンなどの野菜を具として、豚肉の茹で汁や昆布のだし汁でごはんを炊き込んだもので、「ジューシー」は「雑炊」が訛ったものと目されています。「長寿ごはん」と呼ばれることもあります。

このジューシーに必ず入れる、カンダバーという野菜があります。サツマイモの葉や茎の部分を指す沖縄方言なのですが、このカンダバーを、田中耕一さんがノーベル賞を受賞するきっかけとなった技術である質量分析計にかけることで、私は世界で初めて、カンダバー中の未知の「健康長寿物質」の同定に成功したのです。それについては、いずれ機会を改めてなんらかの形でお目にかけたいと思っています。

そのように長寿で知られる沖縄ですが、近年に至って、残念ながらそのアドバンテージにも翳《かげ》りが見えてきています。現在も100歳を超える人が数多くいることは事実ですが、日本国内でも抜きん出ていた長寿ランキングは、2000年代初頭を境目として下降線を辿り、2017年度の調査では、女性は全国で7位、男性に至っては36位にまで落ち込んでしまっています。

それもひとえに、**食文化の急速な欧米化が招いた悲劇と考えられます**。特に私の周囲には、沖縄県民といっても、朝からハンバーガーを食べて肥満しているとか、行き先が三軒隣でも歩かずにバイクで向かうとか、あげくに体調を崩して入院しているなど、不健康極まりない人が目立つようになってきました。ぜひ、野菜中心の伝統的な食文化に立ち返り、長寿における沖縄の主導的な地位を取り戻してほしいものです。

まさに、**長年にわたる人類の英知が、地域住民全体の長寿という形で身を結んでいるのが、ブルー・ゾーンと呼ばれる地域にほかならないのです。**そこから私たちが学ぶべきことは少なくありませんが、わけても「野菜中心の食事」は、すぐに取りかかれるキーポイントのひとつなのではないでしょうか。

体にいい食材を取り過ぎると弊害も

さて、健康長寿という話題に引き寄せて、前節で軽く触れた「硫黄成分をめぐるパラドックス」について、ここでもう一度詳しくご説明しましょう。体にいいはずの硫黄成分を含む食材を摂取すると、かえって短命になるというパラドックスです。

この事実を発見したのは、南カリフォルニア大学長寿研究所のヴァルター・D・ロンゴ教授です。長寿研究の第一人者であり、右に述べた世界の五大ブルー・ゾーンについても研究を重ねています。

くだんのパラドックスに関しては、科学誌『CELL』に掲載されたレビュー論文で明らかにされました。『ＣＥＬＬ』はライフサイエンス分野における最高峰の学術雑誌であり、「これに論文が掲載されればノーベル賞候補になる」と言われるほどのインパクトがあります。

発がんや難病の分子レベル、遺伝子レベルのメカニズムといったテーマを詳細に扱っているこの雑誌が、ついに長寿食の問題を取り上げたことには、私も驚かされました。それほどまでに、長寿食が注目を浴びているということです。

折しも私は、某有名女性週刊誌から、この研究についてのコメントを求められたため、詳しい研究内容や、それをめぐる今後の展望について考察する機会を得ることができたのです。

くだんのロンゴ教授の論文では、メチオニン食と短命の因果関係についての言及がありました。

メチオニン食とは、硫黄成分を含む食材のことです。**必須アミノ酸のひとつであるメチオニンは、硫黄を含む含硫アミノ酸で、肝機能を高めたり、アレルギーの原因となるヒスタミンの働きを抑えたりする作用があると知られていますが、この成分には、インスリンシグナルを活性化させるという働きもあることが、線虫を使った実験など**

を通じて以前からわかっていました。

インスリンシグナルとは、インスリンが細胞内に入った際に、それに反応して、いわばスイッチを入れていくようにしてさまざまな代謝を活発にさせる作用のことです。それもあって私は、「インスリンは細胞を活発にさせるもの」であり、それを促すメチオニン食は「体にいいもの」であると単純に考えていたのですが、ロンゴ教授の研究によると、この作用には逆の側面もあるというのです。

実験に使っている線虫の中に、異様に長生きする個体があり、その原因を探っていったところ、細胞内のｄａｆ－１という分子が、突然変異によって壊れていることがわかりました。これは長寿に関係している物質だろうという見立てに基づいてさらに調べていく中で判明したのは、このｄａｆ－１という物質こそが、インスリンシグナルを活性化しているということでした。

つまり、**インスリンシグナルを活性化させるｄａｆ－１が機能しなくなった結果として、インスリンシグナルが抑制され、それが長寿に結びついているということです。**逆に言えば、インスリンシグナルが活性化されればされるほど、その個体は短命になるということです。

それを踏まえて考えれば、同じくインスリンシグナルを活性化せるメチオニン食もまた、摂りすぎれば老化が促されてしまう可能性があるということになります。同じことが、線虫だけではなく、ハエなどの昆虫やマウスなどの齧歯類《げっしるい》についても当てはまることがわかってきました。

もっとも、この現象をどう解釈するかは難しいと思います。短命だからといって、すなわち不健康ということにはなりません。細胞が活性化されているということは、それだけ活発に生きているということでもあります。

つまり、**メチオニン食などの働きでインスリンシグナルが活発に作用している細胞や動物が「太く短く」生きている一方、インスリンの作用が弱い細胞や動物は「細く長く」生きている**のだと考えることも可能なのです。どちらがよいかは、一概には言えないことです。

「とにかく長く生きたい」という人は、メチオニン食は避けた方が賢明かもしれません。ただ、一般にメチオニンを豊富に含む食材としては、鶏肉や牛肉、羊肉などの肉類、マグロなどの魚介類、牛乳やチーズなどの乳製品が代表例となります。ニンニクやタマネギなどの野菜にもメチオニンは含まれますが、野菜一般はメチオニンが少ない食材であり、いろいろ取り混ぜて食べている分には、寿命を縮めるほどメチオニンを大量に摂取してしまうことは考えづらいと思います。それを気にするよりは、野菜一般の長寿効果を重視すべきでしょう。

ロンゴ教授も、**ブルー・ゾーンの研究を通じて、野菜を含む植物類、特に豆類や全粒穀物、ナッツや果物を積極的に摂取することが、長寿に結びついていると見立てています**。また、仮に60歳くらいまでは暴飲暴食をしていたような人でも、そうした長**寿食中心の食事に切り替えるなど、ライフスタイルを変えれば、それ以降に長寿効果が現れる**という嬉しい報告もなされています。

「野菜中心の食事が長寿の秘訣」という点に変わりはありません。そういう観点で、今からでも食事内容を見直されてはいかがでしょうか。

野菜は天然の薬箱

これまで、「薬としての野菜」という観点から、さまざまな野菜の持つ成分とその効用について見てきましたが、まだまだ終わりではありません。**野菜の持つパワーは**

無尽蔵であり、それ自体が天然の薬箱と言ってもいいほどなのです。引き続き、野菜に秘められた薬効のいろいろを見ていきましょう。

さて、前節で長寿の話が出ましたが、一定年齢以上の人々にとっては、「できることなら若返りたい」という欲求も、切実なものになっているはずです。もしも、老化に抗い、若返りを促すような物質があるとしたらどうでしょうか。しかもそれが、ある野菜に豊富に含まれているとしたら?

ことの発端は、二匹のマウスを使ったある実験でした。一方は老齢の、肥満していて動きも鈍い個体、そしてもう一方は、若くほっそりとしていて活動的な個体です。この二匹のマウスの体側の皮膚を剝ぎ取り、傷口同士をつなげた状態で癒合させると、やがてそれぞれの体が相手の体から血液を吸い出し、自分の体の中を巡らせるようになります。

すると、驚くべきことが起こりました。みるみるうちに老齢のマウスが若返り、逆に若いマウスが年老いていったのです。年老いたマウスが若返ったのは、若いマウスから吸い出した血液を経由して、「若返り物質」とでも呼ぶべきなにかを体内に取り込んだからだと考えられました。

その正体を探って世界中の研究者たちが探究を進める中、あるチームがついに問題の物質、ＮＭＮ（ニコチンアミド・モノヌクレオチド）にたどり着きました。

その研究を手がけたのは、米ワシントン大学医学部の研究チームですが、うち一人は日本人である今井《いまい》眞一郎《しんいちろう》教授です（同大学医学部部門・人間栄養センター長のサミュエル・クライン教授との共同研究）。この方は、ノーベル賞を獲るかもしれないと私は踏んでいます。それほどまでに、ＮＭＮの作用に関する発見はインパクトの強いものだったのです。

動物でもヒトでも、ＮＭＮを摂取することで、あきらかな若返りの兆候を示すことが続々と判明していきました。

マウスを使った実験では、老化に伴う体重増加の減少、エネルギー代謝の改善、網膜の視細胞の機能向上、骨密度の増加といった結果が得られ、ヒトを対象とした臨床試験でも、インスリン感受性の大幅な改善——それは、糖尿病の予防や改善につながります——や、筋肉の再構築を促す遺伝子の働きの向上などが見られました。

高齢の人がＮＭＮを服用すると、俊敏な身のこなしが回復するといった結果も報告されています。アルツハイマー型認知症や心不全などの疾患にも効果があるとされて

います。まさに若返りです。

私が医学部の授業で習ったのは、「体のエネルギー代謝にとって必須の物質はNAD（ニコチンアミド・アデニンジヌクレオチド）である」ということでした。しかし、NADを直接摂取しても、腸で分解されてしまい、有効成分として体に届くことはありません。

一方、NMNは、NADの合成中間体、すなわちひとつ手前の段階で現れる化合物ですが、これを摂取すれば、腸内で酵素が働いて代謝がうまく作用し、NADとして体内に取り込むことができるというわけです。

教科書で習った「**NADが大事」という点に間違いはないのですが、それを外から補給しようとする場合は、NADではなく、NMNの形で摂取しなければ、体内で有効に機能させることができない**という点を発見したのが、この研究の最大の眼目です。

ではその**NMNは、何を食べれば補給できるのでしょうか。肉類や魚介類などには、あまり含まれていません。野菜や果物には比較的多く含まれ、特に枝豆、アボカドにおける含有量は高い**と今井教授も指摘しています。

しかし最近になって、実は**ブロッコリがこのNMNをとりわけ豊富に含んでいると**

いうことがわかってきました。

昔からブロッコリは、健康野菜ランキングや、デザイナーフーズなどにおいて上位に位置づけられていました（デザイナーフーズ・プロジェクトは、がん予防に効果のある食品をランキングするアメリカの研究です）。たしかに**この野菜は、ビタミンA、ビタミンB2、ビタミンC、葉酸、カリウム、鉄、βカロテンなど豊富な栄養素を持ち、がん予防に効果のあるスルフォアランを含んでいることでも知られています。**

その栄養素リストに、NMNも追加すべきだということです。ブロッコリが健康野菜として特に脚光を浴びている理由がはっきりとわかり、私としても「ああ、やっぱり！」と納得が深まる思いです。

トマトを食べない人は、リコピン不足になる

栄養素豊富な野菜といえば、トマトもそうです。ただし、野生種のトマトはまずくて、栄養価も高くありません。農耕を始めた人類が品種改良を重ねることによって、現在の大きくて真っ赤なトマトになったのです。

トマトの持つ栄養素は、βカロテン、ビタミンB1、ビタミンB2、ビタミンCなどさまざまですが、特に有名なのは、あの赤い色のもととなっている色素、リコピンです。βカロテンの仲間のカロテノイドで、ビタミンEの100倍もの抗酸化作用があることで知られています。

リコピンは、もともとはトマトが酸化から自らの身を守るために作り出した成分ですが、それは同時に、人類の細胞を守ることにも役立てられてきました。しかもこの成分は、トマト以外ではスイカくらいからしか摂ることができません。ただしスイカだと夏期限定になってしまうため、「リコピンはトマトから摂る」と考えておいた方がよさそうです。

トマトを食べない人は、リコピン欠乏症になる可能性があります。つまり、トマトが嫌いだと、リコピンという貴重で有益な成分を摂取することができず、生きていく上で損をするとも言えます。田舎では、「ひとつ嫌いなものがあると、三倍損をする」と言われていました。リコピンの効用があきらかになるにつれて、そのことが科学的にも証明されつつあるということです。

リコピンには、抗酸化作用のほかにも、生活習慣病やがんの予防、血糖値の改善、

動脈硬化の予防、花粉症の緩和などさまざまな効能がありますが、それが筋肉増強にも関与しているということをご存知でしょうか。そのことを発見したのは、実は私が組んでいた研究チームです。リコピンを摂取させたラットと、摂取させなかったラットとで、それぞれに運動をさせることで比較実験を行なった結果、摂取させた方が筋肉モリモリになったのです。これは、リコピンに筋肉増強作用があることを証明した世界初の発見であり、私はその発見で特許を取得しました。

いずれ、たとえば競走馬やサラブレッドの育成などにこの原理を応用することで一攫千金が望めるのではないかと期待していたのですが、私の周囲には、それを実現まで持っていくような手立てを講じることができる知恵者がいませんでした。それでせっかくの特許を活用できないまままただ保持していたのですが、先だって権利を放棄してしまいました。もったいないことをしたと思っています。

いずれにしても、抗酸化作用を持つリコピンが、思いもかけなかった筋肉増強作用をも兼ね備えていたことは、植物成分の多機能性の好例のひとつです。

抗酸化作用や抗菌作用などを持つアントシアニンが、なぜか眼精疲労の予防にも役立ったりすることと似た現象ですね。

「ホウレンソウを食べると筋肉ムキムキになる」はホント!

さて、「筋力増強」で思い出すのは「ポパイ」です。

ポパイが缶詰のホウレンソウを食べるなり上腕の力コブが一気に盛り上がる場面が、実はまったくのフィクションというわけでもなかったという話を、これから詳しくご紹介します。

ホウレンソウの根に近い部分が赤みを帯びていることがありますが、あれはベタニンと呼ばれる色素によるものです。**ベタニンは抗酸化物質の一種で、細胞保護作用があり、心臓病やがんから体を守るとされています。**ただし、ホウレンソウにおけるその含有量はそれほど多くありませんし、この成分を豊富に持っている野菜は、たとえばビーツ(赤カブ)など、ほかにもいろいろあります。

それよりも、**ホウレンソウの持つ成分として注目したいのは、エクジステロンです。これはほぼ、ホウレンソウにのみ含まれる成分であり、そしてこれこそが、「筋肉ムキムキ」の「ポパイ伝説」を体現する物質なのです。**

この物質を10週間にわたって投与された被験者には、筋肉量の著しい増加、運動のパフォーマンスの向上が見られ、ベンチプレスで持ち上げられる重量も大幅に増えたという研究成果があります。この研究を手がけたベルリンの薬学研究所の科学者たちは、この物質もアスリートのドーピング禁止薬物リストに加えるよう、世界アンチドーピング機関に提言したそうです。

事実、**エクジステロンは、化学構造式で見ると、アスリートによるドーピングに使われるアナボリックステロイド（外界から摂取した物質からタンパク質を作る作用を持つステロイドの総称）と同じステロイド骨格を持っています。**それを思えば、「ホウレンソウを食べて筋肉ムキムキになる」というのは、実は事実でもあったということです。

仇敵のブルータスと闘うポパイは、いわばドーピングをしていたのです――。

もちろん、アニメで描かれていたあの場面は、おそらくスポンサーに対する配慮から挿入されたもので、ホウレンソウと筋肉とが結びつけられていたのは偶然だと思いますが、ホウレンソウに含まれるエクジステロンに、ドーピング並みの筋力増強作用があることは事実です。

アスリートの場合は問題になってしまいますが、そうでないなら、筋力をつけたい人はホウレンソウを積極的に食べるといいかもしれません。

なお、**ホウレンソウといえば、鉄分を多く含むことでもよく知られています。その他、ブロッコリ、ヨモギなども、鉄分が豊富です。**そして鉄分の補給が必要なのは、貧血傾向のある人です。ただし、野菜も万能というわけではありません。第2章で述べたとおり、野菜から摂れる非ヘム鉄より、肉から摂れるヘム鉄の方が、体への吸収率は高いのです。

もしも貧血傾向を改善したいなら、こうした野菜を食べるより、肉を食べた方がいいかもしれません。それに、貧血が体に悪いとは限らない面もあることに注意を向けるべきでしょう。**軽度の貧血傾向を持っている方が、血液もサラサラで血栓や脳梗塞などを起こしにくいので、かえってリスクが低くなる場合もあります。**

成人女性のヘモグロビン濃度（血色素量）は、一般には12〜16㎎／dℓが基準値とされていますが、高齢女性の場合、15㎎／dℓもあればもはや「ドロドロ血」と言ってもいいほどであり、10㎎／dℓ前後程度の人の方がむしろ元気だったりします。また、鉄分の備蓄が少ないことは、体が食事から鉄分を吸収する率を高めることにつながるため、悪いことではないという見解を持つ人もいます。

逆に**鉄分が過剰にあると、かえって老化を促進してしまう懸念があります。鉄は錆びやすく、活性酸素を増やす性質を帯びているからです。**

血糖値を下げるブロッコリとコマツナ

加齢とともに気になってくるのが血糖値ですが、血糖値を下げる効果のある野菜にはどんなものがあるでしょうか。先に挙げたトマトに含まれるリコピンにも、血糖降下作用があることが報告されていますが、そうした作用が特に強いものとしては、まずキノコ類が挙げられます。

キノコ類には亜鉛やマグネシウムが多く含まれており、それが体内でインスリンの合成を助けてくれるのです。インスリンはすい臓で作られ、それが血中の糖を細胞に取り込んでエネルギーに変換していくという仕組みです。

血糖値を下げるという点では、ブロッコリやコマツナもお勧めです。ブロッコリは先述のNMNが多いことでも注目されていますが、コマツナと並んで葉酸が多いことも特徴のひとつであり、**葉酸には、血糖値を降下させる作用があるのです。**

また、加齢といえば悩ましいのが更年期障害です。特に女性の場合、閉経期前後に女性ホルモンであるエストロゲンが急激に減少することによって、顔のほてりや異常な発汗、動悸や息切れ、頭痛やめまいといった、自律神経失調症と同様の症状が現れることがあります。

その症状を抑える効果があるのは、大豆です。大豆に含まれるイソフラボンは、先に述べたホウレンソウのエクジステロン同様、ステロイド骨格を持つ成分です。**大豆を食べると、これが腸内で発酵して、エクオールという物質が合成されます。このエクオールが、女性ホルモンであるエストロゲンと似た働きをする**ということが、最近になってわかってきました。

野菜をめぐる恐ろしい話

このように野菜は、私たちが病気になるのをあの手この手で防いでくれています。そういう意味では、野菜はまさに薬でもあります。ただ、薬も服用量を誤って飲み過ぎれば毒になってしまうように、薬と毒には紙一重のところがあります。

植物が持つ成分の中には、人類の健康を維持するのに役立つものが多々ある一方、人体にとって毒になるアルカロイドなども少なくありません。野菜などを食べる際には、その点に気をつける必要があります。

そのことをめぐって、ひとつ恐ろしい話があります。

フキノトウ、ワラビ、ゼンマイ、タラの芽などのいわゆる山菜は、近年、健康食として脚光を浴びています。食物繊維やミネラル、抗酸化成分などが豊富で、生活習慣病の予防や美容などに大いに効果があるとされているからです。

たとえば**フキノトウには、免疫力を高め、動脈硬化を予防する効能、ゼンマイには老化を遅らせるアンチエイジング作用、タラの芽には血糖値を抑える作用などがあり**

ます。

それ自体に間違いはないのですが、不用意に食べるととんでもない結果を招来することがあるので、注意が必要です。

ある調査によると、**山菜を多食する人ほど、膵臓がんで死亡するリスクが高くなっているという結果が出ているのです。特に、ほとんど毎日、山菜を食べるという男性は、ほとんど食べない男性の３００％、すなわち3倍もリスクが高くなっています。**

普通、たとえばなにかを特に好んで摂取することなどによって、なんらかの病気に罹患するリスクが高まるとしても、せいぜい20％〜30％程度の増加に留まります。３００％というのは、途方もなく高い値です。

なぜ、特に男性がそうなるのかはわかっていません。女性とは代謝の仕組みが異なるからかもしれません。いずれにしても、**リスクが高まる背景には、山菜の持つ毒素が影響していると考えて間違いがなさそうだという見解を私は持っています。**

山菜は、タラの芽をはじめとして、一般に新芽の状態で食べることが多い食材です。ところが**新芽には、毒素が含まれていることが少なくありません。なぜかといえば、食べられることを防ぐための手立てとしてそうしているのです。**

果実の場合は、鳥などが摂食して、糞とともに種子を地面に落とせば繁殖につながるため、植物としても、食べられることを歓迎しているはずです。でも新芽については、同じ理屈が通用しません。あまりそれを食べられてしまうと、種として絶滅することもありうるからです。山菜の新芽に毒があるのもまた、植物の生存戦略の一例なのです。

余談ながら、かつて石川県に住んでいた頃、私は山菜を摘むツアーに参加し、タラの芽を採集したことがあります。タラの芽は、ウコギ科の落葉低木タラノキの新芽を指す言葉です。翌年もそのツアーに参加したところ、前年に芽を摘んだ同じタラノキからまた新芽が生えていました。

それを収穫したら、「三年目の芽は取らないように」と地元の村の人に忠告されました。二年ほど続けて新芽を摘まれてしまうと、タラノキも危機感を覚えるらしく、その翌年あたりには新芽に猛毒を盛るようになるというのです。

私が現在暮らしている栃木県でも、地元の人は「タラの芽は、三年目は摘んだらだんめだ、食えねーべ」と言っています。毎年、新芽を食べられていたら絶滅してしまうので、タラノキも必死なのだということが窺われます。

古くから近隣の山野で穫れる山菜に親しんできた人々は、長年にわたって伝授されてきたそうした経験的な知識をわきまえているのでしょう。それも知らず、タラの芽が生えているのを見つけたからといって、無造作に摘んで食べてしまった人が、思いがけず毒素にやられてしまうというのは大いにありうることです。

その一方で、山菜の新芽には、その後、大きく育っていくために必要な生長因子などがたっぷりと凝縮されており、それを摂取する人の細胞を活性化させたりすることも期待できます。だからこそ、山菜は好んで食べられているのです。

では、山菜の持つ、健康にいい成分だけを体に取り入れて、発がんに結びついてしまうような毒素を排除するには、どうしたらいいのでしょうか。

それには、**適切な方法でしっかりとアク抜きをすることが必要です。**

アクといえば、肉を茹でたりした際に水面に浮かんでくる茶色い澱のようなものもそう呼ばれますが、あれは主として血液や肉汁であり、取り除いた方が臭みは消えるものの、食べても体に毒ということはありません。ところが**植物に含まれるアクは、炭酸カリウムやシュウ酸化合物、ある種のアルカロイドなど、有害物であることが多いので、取り除かないと健康に害が及ぼされる場合があります。**

特に山菜は、生の状態では、発がん性物質や、ビタミンB1を破壊する酵素などが含まれており、きちんとアク抜きせずに食べると危険です。ただし山菜のアク抜きは、灰や重曹を使ったり、天日干ししたりする場合もあれば、塩漬けが必要な山菜もあり、かなり手間がかかります（山菜のアク抜きについては、第4章であらためて触れます）。

昨今はなまじ山菜が健康食として人気であるだけに、そうした昔ながらの手間を知らずに、あるいは惜しんで、アクを十分に除かないまま不用意に食べてしまい、それが結果として発がんに結びついていることはありうると指摘する専門家もいます。

事実、私の周囲を見ても、膵臓がんの人は以前よりも増えている気がします。健康によかれと思って山菜を食べた結果、かえって毒素にやられてがんになってしまうようでは、本末転倒です。**山菜を食べるなら、しっかりと毒素を取り除いてからにしましょう。アクさえ除けば、山菜が貴重な栄養の宝庫であることは間違いありません。**

ただ、なにかと忙しい現代人には、手間のかかるアク抜きなどしている余裕はないかもしれません。実は、それを多少怠ったとしても安全に山菜を味わえるという裏ワザもあるのですが、それについては第4章でご紹介します。

「薬としての野菜」について、さまざまな角度から見てきました。野菜を食べることが、健康維持の上でどれほど大事であるかは、よくわかっていただけたのではないかと思います。

残るは、そんな野菜をいかにおいしく食べるかという問題です。野菜を積極的に食べた方がいいということが理屈でわかったとしても、それをおいしい食材として日々の食生活に組み入れる要領がわからなければ、モチベーションも維持できないでしょう。特に、野菜があまり好きではないという人にとっては、なおのことそれが当てはまるはずです。

そこで次の章では、野菜それ自体のおいしさを紹介するかたわら、野菜をおいしく食べるための具体的なレシピなどを織り交ぜながら、食生活に上手に野菜を取り入れていくコツのようなものを伝授したいと思います。

第4章
おいしい野菜とは?

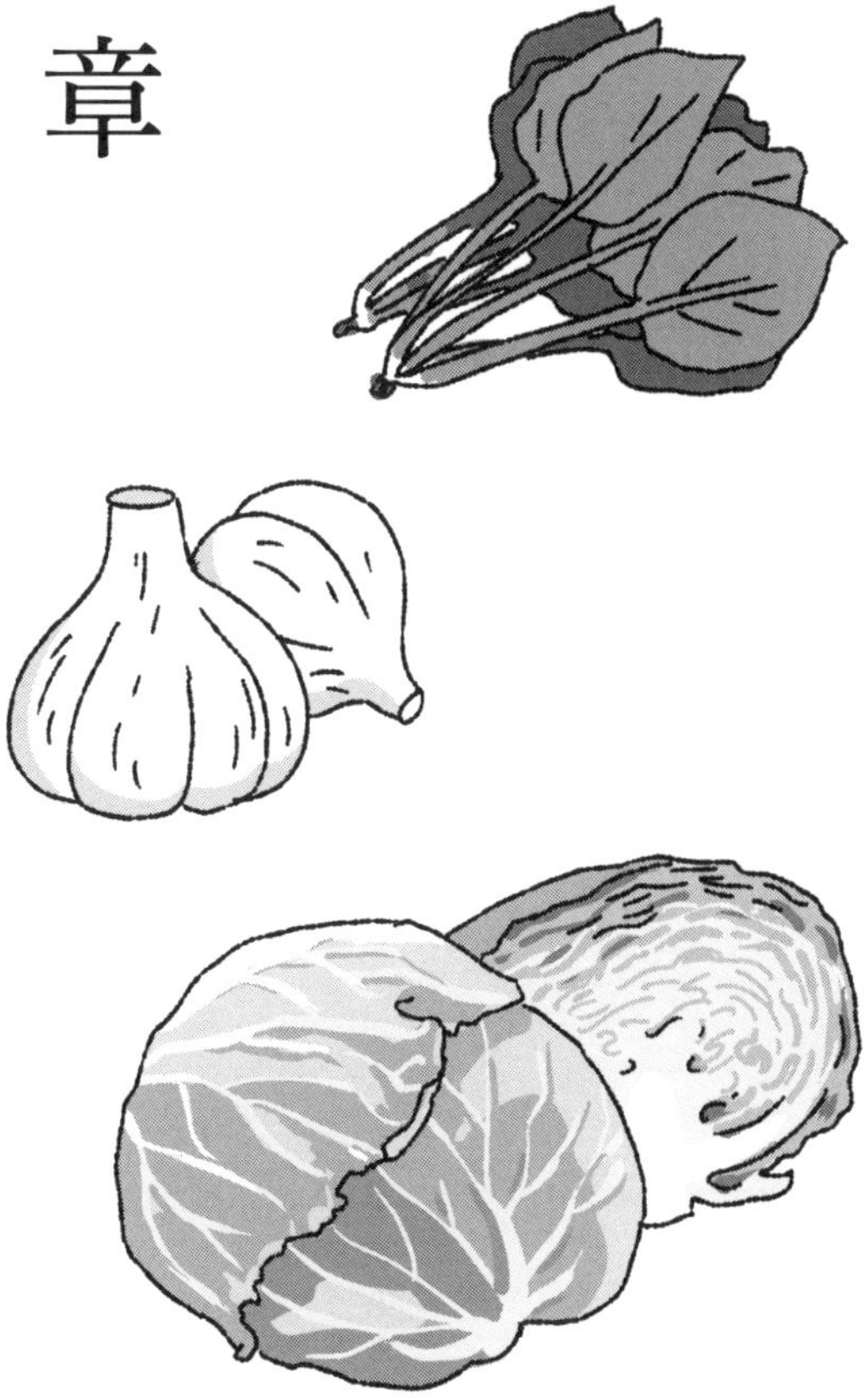

医学的な知見から作る野菜を使ったレシピ

これまでの章で、野菜を食べることが健康維持の上でいかに大事かということは、よくわかっていただけたことと思います。この章では、貴重な栄養素をたっぷりと含んでいる野菜を、いかに食生活に取り入れていくか、いかにおいしく食べるかを、具体的なレシピを交えてご紹介していきたいと思います。

ただし私は料理研究家ではありませんので、調理法などについてお伝えできることには限界があります。料理すること自体は大好きなのですが、〝下手の横好き〟のレベルです。だから私にできるのは、あくまで、「こうすれば、このような栄養素をこのような形で効率的に摂取できる」という観点から、いくつかのヒントを示すことに留まります。

食材や使用する食用油、調味料、水などの分量についても、いちいちあまり厳密には書いていません。そのあたりは、一般的なレシピを適宜に参照して、補っていただけたらと思います。

ここに書かれたレシピ等を参考にしながら、あとはご自分で自由にアレンジしていっていただきたいと思っております。

ビタミンCは茹で汁の中に溶け出す

野菜を使った料理をいくつかご紹介していくにあたって、前提としてひとつ、言っておかなければならないことがあります。それは、ビタミンCと加熱の関係です。

ビタミンCは、ブロッコリ、赤ピーマン、ジャガイモなど、多くの野菜にまたがって存在している栄養素で、欠乏すると壊血病になることについては、第3章でも述べたとおりです。

この栄養素については、「熱に弱い」というのがかつては定説になっていました。**ビタミンCを豊富に含む野菜でも、湯がいたり、炒めたり、煮込んだりすれば、そのときの熱によってビタミンCは破壊され、摂取することができなくなると考えられていたのです。**

ところが最近の研究では、それが誤りであることがあきらかになってきました。

独立行政法人の農研機構（農業・食品産業技術総合研究機構）の研究結果によると、

ビタミンCをはじめとして、ポリフェノールやカロテノイドなど、野菜の主要な機能性成分はいずれも熱に強く、通常の調理過程における加熱によって壊れることはほとんどないとされています。

ビタミンCが失われるのは、野菜を茹で調理して、その茹で汁を捨てる場合のみです。加熱によって壊れるというより、ビタミンCは水溶性であるため、茹でれば茹で汁の中に溶け出してしまうのです。

したがって、たとえばホウレンソウを湯がき、おひたしにして食べる場合、そのホウレンソウに含まれていたビタミンCのほとんどは茹で汁に溶出し、その茹で汁は捨ててしまうので、実際に食べる部分にはわずかしか残っていません。

ただし**ビタミンCは、溶け出してしまっているだけで、壊れているわけではないのです。だから味噌汁など、煮汁ごと飲むような種類の料理の場合は、煮汁にビタミンCも無傷のまま溶け出しており、それを飲むことで、無駄にすることなく摂取することができます。**水を使わない調理法——蒸したり、炒めたりする場合は、ビタミンCは溶け出すことなく保持されています。

しかも、**野菜は生食より、加熱調理して食べる方が、含まれている栄養素をより効**

率的に摂取することができるようになります。加熱によって細胞壁が壊れ、成分の吸収率が高まるだけでなく、生食の場合よりもかさが減る分、一度に食べられる量が格段に多くなるからです。

思えば私の母親も、野菜を煮込んだ料理などについて、「ちゃんと汁まで飲みなさい」と言っていたものです。母親は、ビタミンCと加熱の関係を知っていたわけではないでしょうが、煮汁まで飲めば栄養素をもれなく摂取できるということは、経験的にわきまえていたのだと思います。そういうちょっとしたことで、摂るべき栄養素をしっかり摂れるかどうかが違ってくるのだということです。

「ビタミンCは熱に弱い」というのは、長らく定説として流布されてきました。私自身、小・中学生の頃に、そのように習った記憶があります。世の中に出回っているレシピにも、それを前提とした記述が今もってざらに見受けられます。その点については、今後、見直しが必要になってくるでしょう。

それに、健康管理まで射程に入れた調理法の研究というのは、思ったほど進んでいません。農研機構も、野菜等の食材の加熱による変化や栄養評価を今後の研究課題として挙げています。

加熱することで、食材やそれに含まれる栄養素がどのように変化するかということさえ、今もってよくわかっていないのです。それでは、現在のわれわれ人類も、ネアンデルタール人といくらも違っていないのではないかと言いたくなります。

これまで料理に関しては、使用する食材の持つ栄養成分だけを取り上げて議論していました。これからは、加熱調理による変化も視野に入れながら研究を進めていく必要がありそうです。

それを踏まえた上で、医学的な知見から5つのお勧めレシピをご紹介します。

①カレー（ニンニク、タマネギ、ニンジン、ジャガイモ）↓p201
②キノコと卵のスープ（キノコ類）↓p204
③ビーフ・ストロガノフ（タマネギ、ニンニク、トマト）↓p206
④野菜スープ（カボチャ、ニンジン、タマネギ、キャベツ、ブロッコリ、トマト、ナス、キノコ類）↓p210
⑤炊き込みご飯（大豆・白インゲン・エンドウ豆）↓p218

さっそく、それぞれのレシピを見てみましょう。

①ニンニクたっぷり、シナモンで辛味をマイルドにしたカレー

ニンニクについては、特に第3章で、脚気の予防に役立つビタミンB1との関連で詳しく述べました。豊臣秀吉と徳川家康の天下取りの命運を分けるキーとなった野菜としても紹介しています。また、カレーについては、第2章で、イチローなどのスーパーアスリートの健康維持に役立ってきた万能食として挙げています。

市販のルーでも、豊富な種類のスパイスがたっぷり使われていますので、それだけでも栄養満点になりますが、ここでは特に、ニンニクをフィーチャーしたカレーの作り方をご紹介します。

〔材料〕

豚ブロック肉、カレーのルー（市販のもの）、ニンニク、タマネギ、ニンジン、ジャガイモ、ローリエ、シナモン、食用油（オリーブ油でも可）、醤油

〈準備〉

a．豚肉は適当な大きさに切る。

b．ニンニクは皮を剝き、みじん切りにした上で、半分ずつに分けておく（瓶詰めの刻みニンニクでも可。量はお好みで。私は多めに入れます）。

c．その他の野菜はそれぞれ皮を剝き、タマネギはクシ切り、ニンジン・ジャガイモは大きめに切っておく。

〈作り方〉

1．鍋で食用油を熱し、bのニンニク半量を炒める。

2．香りが出たらaの豚肉を入れ、続いてcの野菜を投じる。

3．全体に油が回ったら、適量の水とbのニンニクの残りを入れ、野菜が柔らかくなるまで煮込む。

4．一度火を止めて、ルーを入れ、よく混ぜて溶かす。

5．辛味をマイルドにするため、ローリエやシナモンを投じる。

6．再び鍋を火にかけて、とろみがつくまで10分間ほど煮込む。その後、ローリエは取り除く。

7．火を止めて、仕上げに醤油をひと回しかける。

●ポイント

ニンニクをいつ投じるかが肝になります。私はニンニクが好きなので、二度に分けてたっぷりと入れています。ただ、瓶詰めの刻みニンニクなどの場合、トウガラシを加えているものもあるため、あまりたくさん入れると辛味が増してしまいます。

ローリエやシナモンを入れるのは、その辛味を中和するためでもありますが、シナモンにはそれ自体、さまざまな効能があります。

最近の研究では、**シナモンには細胞を活性化して血糖値を下げるといった働きを持つ成分が含まれていることが明らかになっています。**風味づけにいいのはもちろんのこと、効能の面からいっても、シナモンはぜひ加えたいところです。

もちろん、ジャガイモから溶け出したビタミンCも、煮汁ごと食べることでたっぷりと摂ることができます。カレー好きで知られるイチローや内村航平なども、そういう形でビタミンCを十分に摂取していたのかもしれません。

②しゃぶしゃぶの煮汁に三種のキノコを加えた卵とじスープ

牛しゃぶでも豚しゃぶでも、使用後の煮汁をただ捨てるのはもったいなくて抵抗がある、という人は少なくないのではないでしょうか。事実、**しゃぶしゃぶの煮汁には、アミノ酸や水溶性ビタミン（ビタミンB群）、ミネラルなどがたっぷりと溶け出しています**。それを有効的に再利用するレシピです。

〔材料〕

しゃぶしゃぶの煮汁、えのきだけ、舞茸、シイタケ等のキノコ三種類、卵、食用油、塩、コショウ、味の素

〔準備〕

a．キノコ三種の石突きを取り、適当な大きさにほぐしたり刻んだりしておく。

b．しゃぶしゃぶの煮汁を温めておく。
c．卵は殻から出して溶いておく。

〈作り方〉
1．食用油を薄く敷いたフライパンに、aのキノコを投じて炒める。
2．1で炒めたキノコを、bで温めておいたしゃぶしゃぶの煮汁に投じて、五分程度煮込む。
3．cの卵を回し入れて、好きな加減に火を通す。
4．適量の塩・コショウを振りかけて完成。好みで味の素を入れてもよい。

●ポイント
キノコは旨味成分が豊富なので、昔から、「三種類以上使うと絶妙な味わいになる」と言われています。また、第3章で述べたとおり、キノコには血糖値を下げる作用もあります。食物繊維も豊富なので、腸内環境を整えるのにも最適です。

③トマトを加えて作る栄養満点のビーフ・ストロガノフ

ビーフ・ストロガノフといえばロシア料理ですが、**もともとはノヴォロシア地方（南ロシアおよび南ウクライナの黒海およびアゾフ海沿岸のステップ地帯を指す言葉）の将軍兼総督だったアレクサーンドル・グリゴリーエヴィチ・ストロガノフ伯にちなんで名づけられたもの**で、この料理自体、創作料理の一種です。

ウクライナ料理と言ってもいい位置づけにあるメニューなので、現在なら、長引く戦争に思いを馳せながらこの料理に舌鼓を打つのも意義深いことかもしれません。

私はこの料理が好きでよく作るのですが、一般的なレシピにはないステップをひとつ加えています。以下にご紹介するのは私流の作り方です。

〔材料〕

薄切り牛肉、タマネギ、ニンニク、完熟カットトマト缶、バター、小麦粉、ブイヨ

ン、赤ワイン、ケチャップ、中濃ソース、生クリーム（または牛乳）、お酢、塩・コショウまたはクレイジーソルト

〈**準備**〉

a．お湯にブイヨンを溶かしてスープを作っておく。

b．タマネギは薄切りにする。

c．ニンニクをみじん切りにしておく（瓶詰めの刻みニンニクでも可）。

d．牛肉は食べやすい大きさに切り、塩・コショウやクレイジーソルトなどで下味をつけて、小麦粉をまぶしておく。

〈**作り方**〉

1．鍋にcのみじん切りしたニンニクとバターを入れて火にかける。

2．香りが出たら、dの牛肉、bのタマネギ、大さじ2の小麦粉を加えて中火で炒める。

3．タマネギがしんなりしてきたら、aのスープを少しずつ加え、１００ccの赤ワ

インを投入。さらに完熟カットトマト缶を加え、適量のケチャップと中濃ソースを投入する。

4．弱火にして、ときどきかき混ぜながら10分間程度煮込む。

5．最後に生クリーム（または牛乳）とお酢を加え、さらに三分間程度煮込んで完成。

●ポイント

トマト缶を入れるのが、創意工夫の部分です。ここでトマトを入れれば、その酸味が十分にあるので、5でお酢を入れる必要はなくなるかもしれませんし、健康増進に寄与する野菜として最近とみに注目を集めているトマトを加えることで、健康度がグッと増した料理になります。

トマトに含まれるリコピンについては第3章で詳述していますが、この成分は脂溶性なので、ビーフストロガノフのように脂質がリッチな料理に加えることで、吸収率が高まります。その上、おいしさも増すので、一挙両得です。

余談ながら、実験ノートのことをcookbookといいます。普通は「料理の本」の意味ですが、そこから転じて実験に関しても同じ言葉が使われているのです。通常は、そのcookbookに書かれているとおりの手順で実験を進めるのですが、その中で一ステップ増やすだけで、実験の効率が上がったり、そこで使用するDNAやRNAが安定したりします。

そのように、一ステップ増やすことが、実験においては大事だったりするのですが、料理についても同じことが言えると思います。もっとも、実験の場合は失敗したらそれまでなのですが、料理の場合、仮に途中で失敗してもまだ挽回の余地があります。その分、楽しみながらプロセスを進められるのが、料理のいいところでもあります。

④ファイトケミカルをたっぷり摂取できる〝ハーバード式〟野菜スープ

この料理は、ファイトケミカルについての本を執筆している麻布医院院長の高橋《たかはし》弘《ひろし》さんが勧めておられるものです。**ファイトケミカルについては第1章でも軽く触れていますが、これは「植物の化学成分」を意味する言葉で、ポリフェノール、カロテノイド、クロロフィル、フィコシアニンなど、抗酸化作用をもつ植物成分の総称です。**

高橋さんが、ハーバード大学医学部の大学院で長年、栄養免疫学の研究に従事しておられたことから、〝ハーバード式〟の名がついていますが、作り方はきわめて簡単です。要するに、種々の野菜をじっくりと煮込むだけです。

本来の〝ハーバード式〟スープのレシピでは、調味料はほとんど使いません。それでも、使用する野菜から旨み成分が十分に出ますし、栄養素も豊富だからです。私はそれを若干アレンジしています。

〔材料〕
カボチャ、ニンジン、タマネギ、キャベツ、ブロッコリ、トマト、ナス、キノコ類（三種以上あるとよりよい）等の野菜、コンソメスープの素、ベーコン、塩、コショウ

〔準備〕
a．野菜をそれぞれ、なるべく小さい、食べやすい大きさに切る。
b．特にカボチャについては、電子レンジで数分間加熱して、ひと口大に切っておくといい。
c．ベーコンを細切りにしておく。

〔作り方〕
1．鍋に水とコンソメスープの素を入れて火にかける。
2．沸騰したら、カボチャ、ニンジンなど、火が通りにくい順にa、bの野菜を投

じていく。

3．根菜類が柔らかくなったら、残りの野菜とcのベーコンも投じ、最後にキノコ類を入れてから30分以上煮込む。

4．仕上げに塩、コショウを振って完成。

●ポイント

「30分以上煮込む」という点にあります。それだけ長く火にかけることで、セルロースに守られたそれぞれの野菜の細胞壁を壊し、内部の有効な成分をスープの中に十分に溶け出させることができるわけです。

このスープに投じる野菜については、種類を問いません。ダイコンやジャガイモ、ホウレンソウなどもいいでしょう。もちろん、ジャガイモやホウレンソウから溶け出したビタミンCも、しっかり摂ることができます。最後の味つけ塩は、ヒマラヤ岩塩、またはクレージーソルトなどを使うと、ミネラル豊富でコクや深みが出るのでお勧めです。

アク抜きを手軽に完遂する山菜の天ぷら

山菜は、日本人には馴染み深い食材です。一般的にスーパーマーケットなどで見かける山菜は、およそ10〜15種類。中でも有名なのは、初春に旬を迎えるフキノトウです。苦味と強い香りがあり、春の訪れを告げる山菜のひとつですね。

タラの芽やコシアブラ、ウルイ、公園などでも見かけるツクシやヨモギも、旬の先駆けとなる山菜です。続いて登場するのは、セリや根ミツバ、花ワサビ。タケノコやクレソンも、実は山菜の仲間です。そして、暖かくなった頃に出回るのが、ゼンマイやワラビです。

いずれも季節感の漂う味わい深い食材で、春先の食卓には欠かせない構成要素ですが、第3章で述べたとおり、アク抜きが必要であるという点が難点です。

第3章では、山菜をほぼ毎日食べている男性の膵臓がんによる死亡リスクが300%も増加しているというデータを掲げ、その背景には、山菜を食べる際に必要とされる入念なアク抜きを怠っていることがあるのではないかという推測を述べました。

山菜からきちんとアクを抜こうとすると、本当に手間がかかります。ただそこにも、昔の人の知恵に感心させられてしまう要素はありますので、ここで簡単に述べておきたいと思います。

ワラビやゼンマイからアクを抜くには、一般には灰を使います。沸騰したお湯にひと握りの灰を投じ、火を止めたら、ワラビやゼンマイをその中に入れて落とし蓋をした上で、ひと晩放置するのです。すると水が小豆色に変わります。それが、灰を混ぜた熱湯に溶け出したアクに当たるものです。

これは、ワラビやゼンマイに含まれるアク――ビタミンB1を破壊してしまうチアミナーゼという成分が、アルカリと熱とで分解されるためです。**灰を溶かしたお湯はアルカリ性なのです。**

実は、**植物を焼いてできた灰それ自体のことを、アラビア語では「アルカリ」といいます。それこそが「アルカリ性」といった言葉の語源になっているのです。**それを知ったときは、私も驚きました。

植物を焼くと、酸素で燃焼しますが、植物は炭素を多く含んでもいます。燃焼することでそこに酸素が入ると、炭素原子のまわりに酸素が付着し、炭酸イオンになります。これが水と反応すると、アルカリ性になります。化学的に説明すると、そういうことになります。

もっとも、**アク抜きに関しては、灰は扱いづらいということもあって、最近では重曹を使うことが多いようです。重曹（炭酸水素ナトリウム）もアルカリ性だからです。**

そうして灰や重曹を用いて**アク抜きをした後、さらに時間をかけて天日干しをする必要もあります。**

金沢に住んでいた頃、当地の高齢女性が、山菜を軒先で長い間干しているのを見かけたことがあります。「これは絶対にしなければダメ」と言っているのを聞いて、どうしてこんなめんどうなことをしなければならないのかと思っていましたが、この乾燥化の過程にも、紫外線による毒素の分解といった重要な意味合いがあるようです。

その他、**タラの芽、コゴミ、ウド、フキなどは塩茹でにしてアクを抜きますが、ウドやフキに関しては、塩茹でするだけでは十分にアクが抜けないため、茹でた後に何度か、水に浸して洗う必要があります。**

ただ、第3章でも述べたとおり、なにかと忙しい現代人が、採ってきた山菜についていちいちこんな手間をかけてアク抜きを施すのは、現実的ではありません。もっと簡単にアク抜きができる方法はないのでしょうか。

第3章で予告したそんな「裏ワザ」を、ここでご紹介します。——それは何を隠そう、山菜を油で揚げてしまうことです。

山菜に含まれるアク——すなわち毒性成分には、脂溶性のアルカロイドが多いという特徴があります。したがって、160℃から180℃の高温の油に投じれば、その毒性成分が高温変性して油の中に溶け出し、結果としてほとんどのアクを取り除くことができると考えられます。

フキノトウやタラの芽といえば、天ぷらとして食べるというイメージがありますが、それも理由のないことではないのです。もちろん、高温で揚げれば、アクが抜けることによって苦味やえぐみが取れ、香り高くもなるため、天ぷらは山菜を食べるに際して昔から人気の調理法に位置づけられています。

先人の知恵というのは本当に侮れません。

なお、この「山菜の天ぷら」については、特にレシピはありません。一応、市販のものでも山で採ってきたものでも、それなりのアク抜きがなされたものをご用意ください。そして、それにコロモをつけて、十分に揚げてください。それによって、アク抜きの仕上げが果たせます。

それだけで、膵臓がんのリスクを高める心配がありそうなアクをほぼ完全に除去して、安全に、かつおいしく山菜を賞味することができるのです。

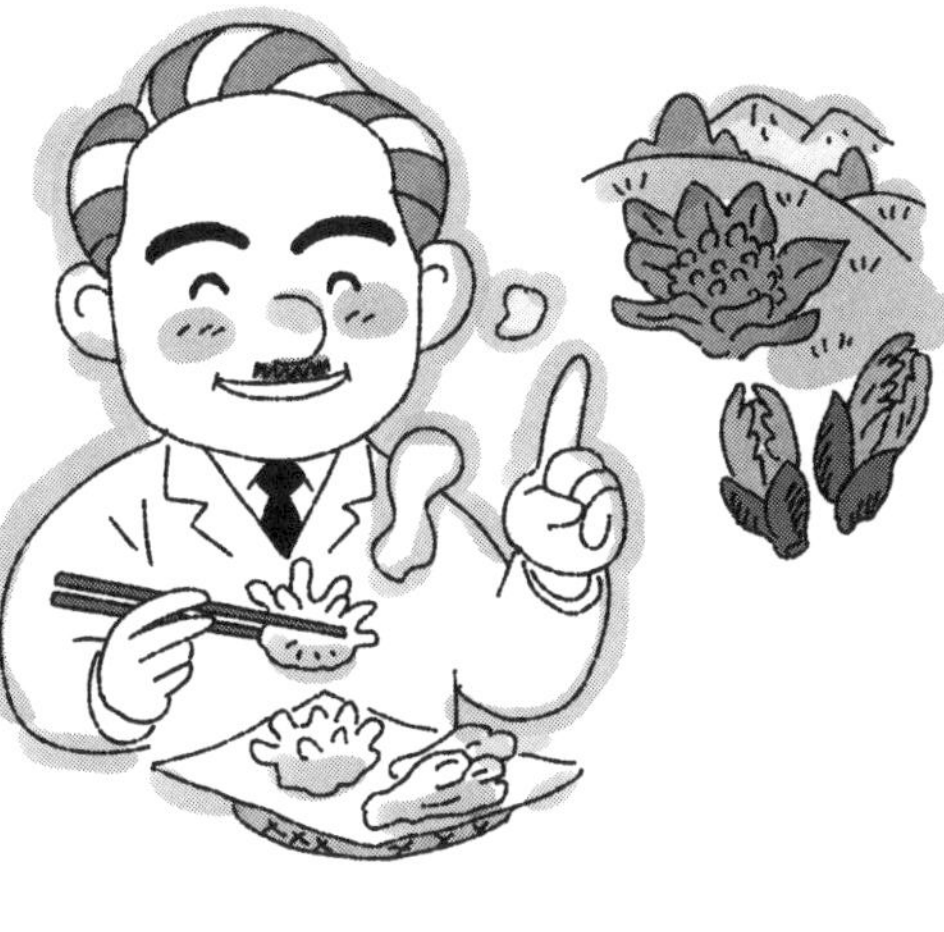

⑤アミノ酸スコア満点の大豆など、三種の豆を入れた炊き込みご飯

イソロイシン、トリプトファンなどの必須アミノ酸については、第2章で軽く触れています。体内で合成することができず、なんらかの食材から摂取する必要がある九種類のアミノ酸のことです。この必須アミノ酸の含有量やバランスのよさ、消化吸収性を軸に、タンパク質の栄養価を評価する指標が存在します。

1990年、FAO（国連世界食糧機関）とUNU（国連大学）が定めたアミノ酸スコア、PDCAASがそれです。

大豆がタンパク質を豊富に含んでいることは、よく知られていると思います。この大豆タンパク質は、これまで牛乳や卵のタンパク質よりも栄養価が低く見積もられていましたが、**PDCAASで測定すると、牛乳や卵のタンパク質同様、最高点である1・00のスコアであることが判明したのです。**

これは、食べた分がすべて無駄なく吸収され、血となり肉となっていくということ

です。ちなみに**同じ豆でも、インゲン豆のアミノ酸スコアは0・68、エンドウ豆は0・69なので、大豆の栄養価がいかに高いかがよくわかります。**

もちろん、インゲン豆もエンドウ豆も、食材としては非常に優れています。特に**エンドウ豆は、人類の食材となった豆としては世界最古と言われています。**古代エジプトのツタンカーメンの墳墓付近からもエンドウ豆は出土しており、栽培は古代ギリシアの時代から始まっていたそうです。日本には、八世紀ごろ、遣唐使によって中国から伝えられました。

しかしその中でも、大豆の栄養価の高さには驚くべきものがあります。大豆は、日本の食文化にとってなくてはならない味噌や醬油、納豆の原料でもあります。しかも古来、節分に厄除けとしての豆まきに使われたり、お供物として神社などに奉納されたりするなど、神事に供されることが多く、ある種、神がかりな食材として珍重されてきました。

それがPDCAASによっても、〝完璧食〟と判定されたのです。まさに神がかりと言ってもいい優秀さです。

ここでは、そんな優れた食材としての豆類をふんだんに使った炊き込みご飯をご紹介します。**エンドウ豆にはビタミンB1、B2が豊富ですし、インゲン豆もビタミンB2、B6、葉酸が多く含まれていますので、〝完璧食〟である大豆と一緒に炊き込むことで、栄養抜群の炊き込みご飯になります。**

〔材料〕

白米2合、大豆・白インゲン・エンドウ豆（茹でた状態で各20グラム程度）、醤油、みりん、酒、ゴマ、お好みで小豆を加えても可

〔準備〕

a．豆類をそれぞれ、別途、鍋に水とともに投じて火にかけ、15分ほど茹でておく。

b．米を研ぎ、炊飯器の釜に2合分の水とともに入れる。

〔作り方〕

1．bの釜に、aで茹でておいた大豆・白インゲン・エンドウ豆、また小豆をお好みで投じ、醤油、みりん、酒を入れて軽くかき混ぜる。

2．炊飯器のスイッチを入れる。

3．炊き上がったらしばらく蒸らし、仕上げにゴマを振りかけて出来上がり。

●ポイント

小豆も入れる場合には、下処理として茹でた際の茹で汁をどうするかという問題があります。この茹で汁を「捨てる派」と「残す派」で見解が分かれています。茹で汁にはアクも含まれますが、一方で溶け出した栄養素も含まれているため、それを有効利用したいというのが「残す派」の考え方です。

最近では、茹で汁をあえて残して活用することを勧める料理研究家も少なくないようです。現在、出回っている小豆は、昔ほどえぐみもなく、茹で汁の中に甘みも溶け出しているので、それも使った方がいいということです。

その場合は、１の段階で小豆の茹で汁も釜に入れ、水の量をトータルで2合分になるように調整して炊くことになります。

ただ私自身は、小豆の茹で汁に関しては「捨てる派」です。古来のやり方を尊重したいという気持ちがあるからです。現代の料理研究家は、主としてえぐみがあるかどうか、味がいいかどうかといった観点のみから判断しているのかもしれませんが、昔からのやり方においては、味以外の要素も考慮されているはずだと私は考えています。

先に述べたとおり、植物に関しては、アクはなるべく取り除いてから食べた方がリスクを減らせるはずです。昔の人が小豆の茹で汁を捨てたのは、そうした経験知に基づくことであったのかもしれません。

「これがいい」と昔から言われていたやり方には、なにかそれなりの理由があるはずなのです。昔の日本人は、〝完璧食〟であることも見抜いた上で、大豆を珍重していました。そうした古来の知恵にはひとまず従っておいた方が、なにかと問題が少ないのではないかということです。

サラダにするとおいしくて有益な野菜

これもレシピというよりは、「生食に向いた野菜は何か」というヒントレベルの話です。

そもそも野菜については、生で食べるのがいいのか、それとも加熱して食べるのがいいのかという問題があります。

野菜を生で食べるのは、体にとってあまりよくないという説があります。それは、体がサバイバルモードに入ってしまうことを意味しているからです。

たとえばジャングルなどで遭難した際、十分な食料が手に入らず、火も使えない状況であったとしたら、消化に悪いとわかっていても、そこらに生えている植物を生のままで食べてしのぐしかない場合があります。

そういうとき体は、入ってきた食物から可能なかぎり多くの栄養を得ようとして、消化にいっそうの時間を費やすようになります。そうすると、食物が体の中を通過していく際に、通常よりもたくさんのエネルギーが必要とされます。

野菜を生で食べることは、それに近い状態に陥ることでもあります。そしてその状態が長く続くと、結果としては内臓等に負担がかかり、食物不耐症（特定の食物に対してアレルギーに似た反応を起こす病気）の原因となったりするというのです。

それでは、野菜というのは常に加熱して食べた方がいいのでしょうか。

火を通した方が、食物繊維でできた強固な細胞壁が壊れて、中の有効な成分をより効率的に吸収できるようになるということについては、この本の中でもすでにお話ししていることです。また、この章の冒頭で述べたとおり、加熱すると野菜に含まれるビタミンCが破壊されてしまうという定説も誤りであったことが、現在では判明しています。

それを思えば、野菜はできるだけ加熱して食べるべきだという結論が導かれる気もします。しかし野菜の成分の中には、本当に熱に弱いものもいくつか見られるのです。そういう観点から、生食――つまりサラダとして食べるのに向いた野菜はどれなのかを示すことはできます。

生で食べるのがお勧めの野菜としては、まずスプラウトが挙げられます。スプラウトとは、人為的に発芽させて芽と茎を食用とする新芽の総称で、かいわれ大根などが

代表例となります。

そもそも新芽とは、発芽している最中の野菜のことであり、その分、さまざまな生長因子が発現したり、細胞がどんどん活性化していったりする時期に当たっています。そういう意味で、新芽には貴重な成分が多く含まれており、それを食べることは人類の健康維持にとっても望ましいことと考えられるのですが、ここで特にお勧めしたいのはブロッコリ・スプラウトです。

ブロッコリ・スプラウトには、ファイトケミカルの一種であるスルフォラファンが含まれています。この成分には、体の解毒力や抗酸化力を高める作用があると立証されているので、摂取すれば間違いなく健康にいい影響があるのですが、スルフォラファンは熱に対して不安定であるため、生で食べた方がより確実にその恩恵にあやかれます。

タマネギも、生で食べることでいっそう効果的にその成分の効用を活かすことができます。この野菜に、硫化アリルと呼ばれる成分が含まれていることは、第3章で述べたとおりです。タマネギを切るときに涙が出る原因となる物質ですが、この成分には、血液をサラサラにして血栓などを予防する効果もあります。

ただ、やはり熱に弱いので、この成分をより確実に摂取したいなら、生で食べることをお勧めします。硫化アリルには独特のヒリヒリする辛味があり、苦手な人もいるかとは思いますが、ドレッシングやお酢で辛味を中和すれば、だいぶ食べやすくなります。

同じように生食向きの野菜として、ここでコマツナの名を挙げたら意外に思われるでしょうか。**コマツナといえばおひたしや煮びたしなど、加熱して食べるイメージが強いかもしれません。しかし、実際には思いのほかあっさりした味で癖がなく、生でこそ食べやすい野菜のひとつなのです。**

コマツナに含まれるファイトケミカルの一種イソチオシアネートには抗酸化作用があり、免疫力アップやがん予防などに役立つとされていますが、この成分も熱に弱いので、その意味でもコマツナはぜひ、生で食べていただきたいと思います。生のコマツナをミキサーにかけてその場で飲ませてくれる生野菜ジュースが、都内の駅構内では人気だったりします。

「生で食べるとおいしい」という意外性のある野菜としては、カブの名も挙げられます。アクが少なくて下茹での必要もないので、生で食べてこそ普通においしい野菜の

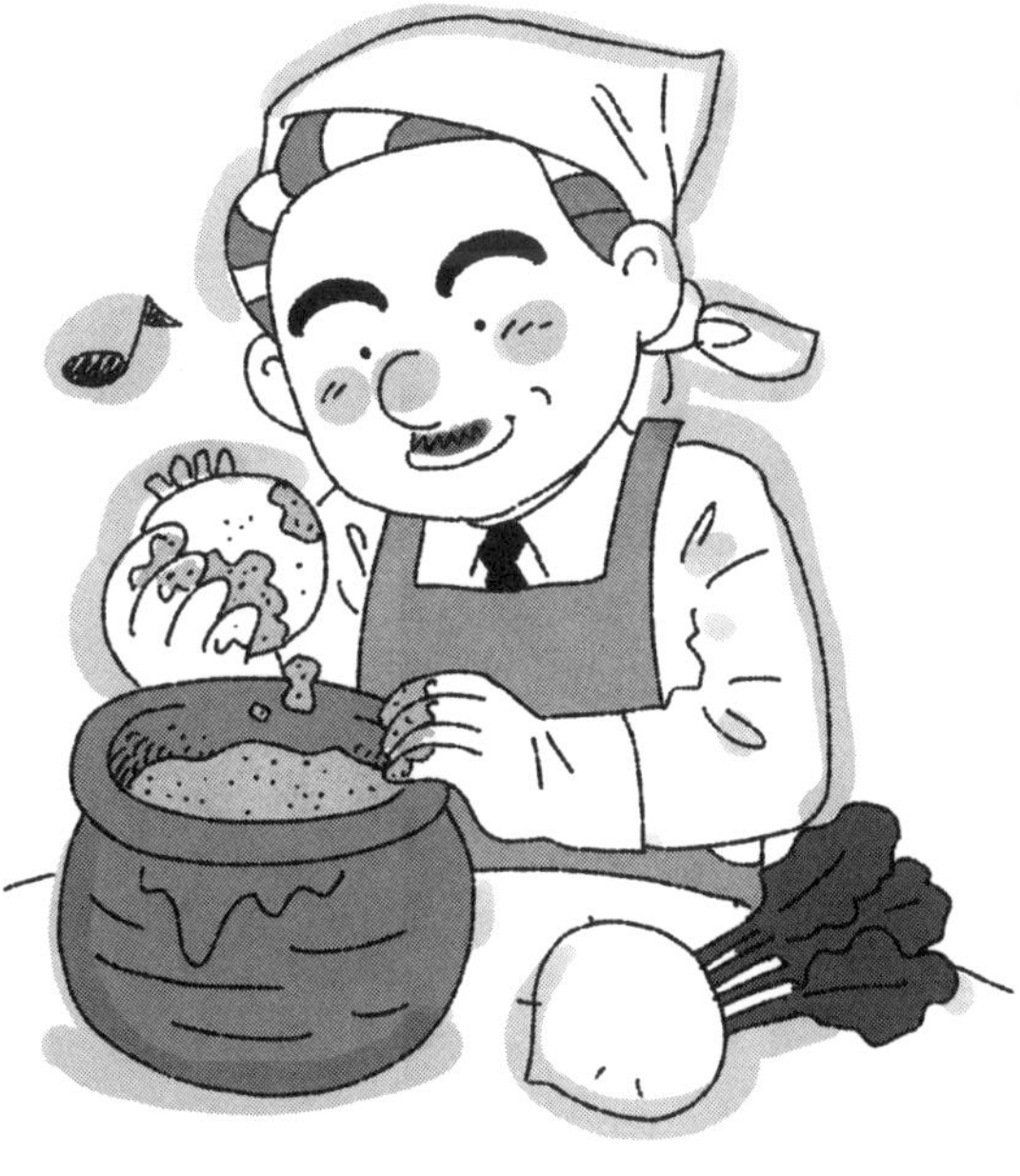

ひとつでもあります。

カブには、成分としてアミラーゼが含まれています。アミラーゼは、体内では主として膵臓と唾液腺から分泌される消化酵素のひとつで、デンプンすなわち糖質を分解してくれます。体外からこれを補えば、膵臓や唾液腺の働きを補佐してくれるというわけです。

ただしアミラーゼは、七五℃以上で加熱すると働きが止まってしまいます。だからカブも、生で食べた方がより有用なのです。

もっともカブに関しては、私の場合、生というよりはヌカ漬けにして食べることが多いです。その方が、栄養価が高くなるからです。

米ヌカにはビタミンB１が豊富に含まれているということは、第１章でお話ししました。**野菜をヌカ床に漬けると、ヌカ床に生息する乳酸菌やビタミンB１などの栄養素が野菜に移り、野菜自体の栄養価を高めてくれるのです。**

私はそのことを知っているので、カブはもっぱらヌカ漬けにして食べています。ヌカ漬けのやり方は、以前、共演したこともある明石家さんまさんがテレビで紹介していて、私もそれに倣っています。

関西ではカブのことを「かぶら」といいますが、本当においしくて栄養価の高い優秀な野菜だと思います。

寒い地方と暑い地方、それぞれのおいしい野菜

この章を閉じるにあたって、「おいしい野菜とは何か」という観点からひとつ、補足しておきたいことがあります。

私はある時期、仕事で新潟によく足を運んでいました。

ご存知の方もおられるとは思いますが、新潟駅構内では、「雪室野菜」と呼ばれるものが販売されています。

「雪室」とは、冬の間に降り積もった雪を盛り上げ、藁などで覆う形で作った天然の冷蔵庫とでも呼ぶべきもので、雪国である上越地方に昔から伝わる知恵のひとつです。

雪室の内部は、年間通して温度がほぼ0℃、湿度も90％以上と高いままであり、電気冷蔵庫よりも一定した環境が維持されるので、収穫した野菜などをここに貯蔵しておけば、理想的な状態で鮮度が保たれるのです。それが「雪室野菜」です。

一度買って食べてみたところ、雪室で貯蔵されたネギは、砂糖でもまぶしているのではないかと思うほどの甘味があって驚きました。

どうしてそこまで甘くなるのかといえば、低温に抗うために野菜の組織が起こす凝固点降下が影響しています。

凝固点降下については、第1章で紅葉とアントシアニンの関係を述べる中でご説明しています。カエデなどの落葉広葉樹が、急激な冷え込みに対して、葉の中に蓄積された糖質をアントシアニンに変えて細胞の中に行き渡らせることで、水分をドロドロの状態にして凍結を防ぎ、その結果として葉が真っ赤になるのだということを思い出してください。

そのとき起きているのが、凝固点降下です。**0℃近くの雪室の中に貯蔵された野菜の中でも、これと似たことが起きています。野菜が糖質を蓄え、細胞内の水分の中に溶け込ませることで、組織が凍らないようにしているのです。この働きによって雪室野菜は、潤いが保たれ、甘味も増す**のです。この現象は、「低温糖化」とも呼ばれています。

雪下ニンジン、雪下キャベツ、雪中ダイコン、雪中ハクサイなど、雪室の中で熟成した「雪下野菜」は、どれも甘くて非常においしいことで知られています。

寒い地方は野菜にとっては厳しい環境ですが、そういう環境の中で生き抜いてこそ、野菜はおいしくなるのだとも言えます。それは、北海道で獲れる野菜についても同様です。

たとえば北海道の美幌は、寒暖差が非常に大きいのですが、その分、甘味が増して柔らかい野菜がよく育ちます。

ジャガイモも同様です。男爵イモに代表される北海道産のジャガイモは、春から秋にまで及ぶ長い栽培期間に特徴があります。それによって、時間をかけてデンプンをたっぷりと蓄えることができるため、北海道産のジャガイモはほくほくしていておいしいのです。

昼と夜の寒暖差の激しさも、これに影響しています。光合成によって葉に蓄えられたエネルギーは、夜間、糖分となって土中の根塊部分に移動していくのですが、昼夜の気温差が激しいほど、その移動はスムーズになり、蓄えられるデンプンの量も増すという仕組みです。

特に**北海道産キタアカリは、カロテンが豊富な上に、貯蔵するとひときわ甘味が増**

します。ビタミンCについては、男爵イモやメークインの1・5倍もあります。

　そうでなくても、寒い地方で栽培されるジャガイモは、寒さに負けないように、生き残りを賭けてさまざまな細胞保護成分を作り出し、凍結を避けるために、細胞内にそれらの成分を溶け込ませています。

　それが味わい深さにもつながっている上に、健康維持にも寄与するという一挙両得の面があります。


では、暑い地方で獲れる野菜はおいしくないのかというと、決してそんなことはありません。日本は国土が南北に長いため、北は北海道から南は沖縄まで、気候などの環境が大きく異なる地で栽培された野菜をそれぞれ享受することができます。そして沖縄の野菜――すなわち「島野菜」も、たいへんおいしい上に栄養価も高い逸品なのです。

　これも第1章で述べたことですが、**島野菜の優れた面は、紫外線の強い環境に置かれていることに依存しています。本土の5倍～10倍とも言われている強い紫外線に負けないように、沖縄の野菜はアントシアニンをはじめとする抗酸化成分などをさまざ**

まに生み出してきました。

本土の野菜ほど品種改良が進んでいないため、かえって昔ながらのビタミンやミネラルなどが豊富に含まれているのはもちろんのこと、沖縄野菜にしか見られない独特の成分も少なくありません。その多くは、ポリフェノールやファイトケミカルなど、最近、注目を集めている成分です。

ゴーヤ、フーチバー、島ラッキョウ、モリンガ、イーチョーバー……。島野菜は、品種改良による手が加えられていない分、味や香りが強い薬草のような種類のものが多く、苦手な人は苦手かもしれません。

しかし一方で、その香りの強さが癖になるという面もあるでしょう。栄養価も高く、健康増進にも大いに役立つことがわかっているのですから、好きにならない手はないと私は思っています。

最初にも述べたとおり、私は料理の専門家ではありませんので、いろいろと至らない点もあったかとは思いますが、野菜の持つ豊富な、そして有益な栄養素の数々を、いかに楽しみながら食事に取り入れていくか、その勘どころのようなものはある程度伝わったのではないかと思います。

その勘どころを軸にして、あとは市販の、あるいはネット上に公開されているレシピなども参照しながら、野菜を楽しむ食生活を自由に展開していってください。

野菜を食べて損になることはまずありません。おいしい野菜を積極的に食べて、健康増進に役立てましょう。

第5章
野菜と食の未来について

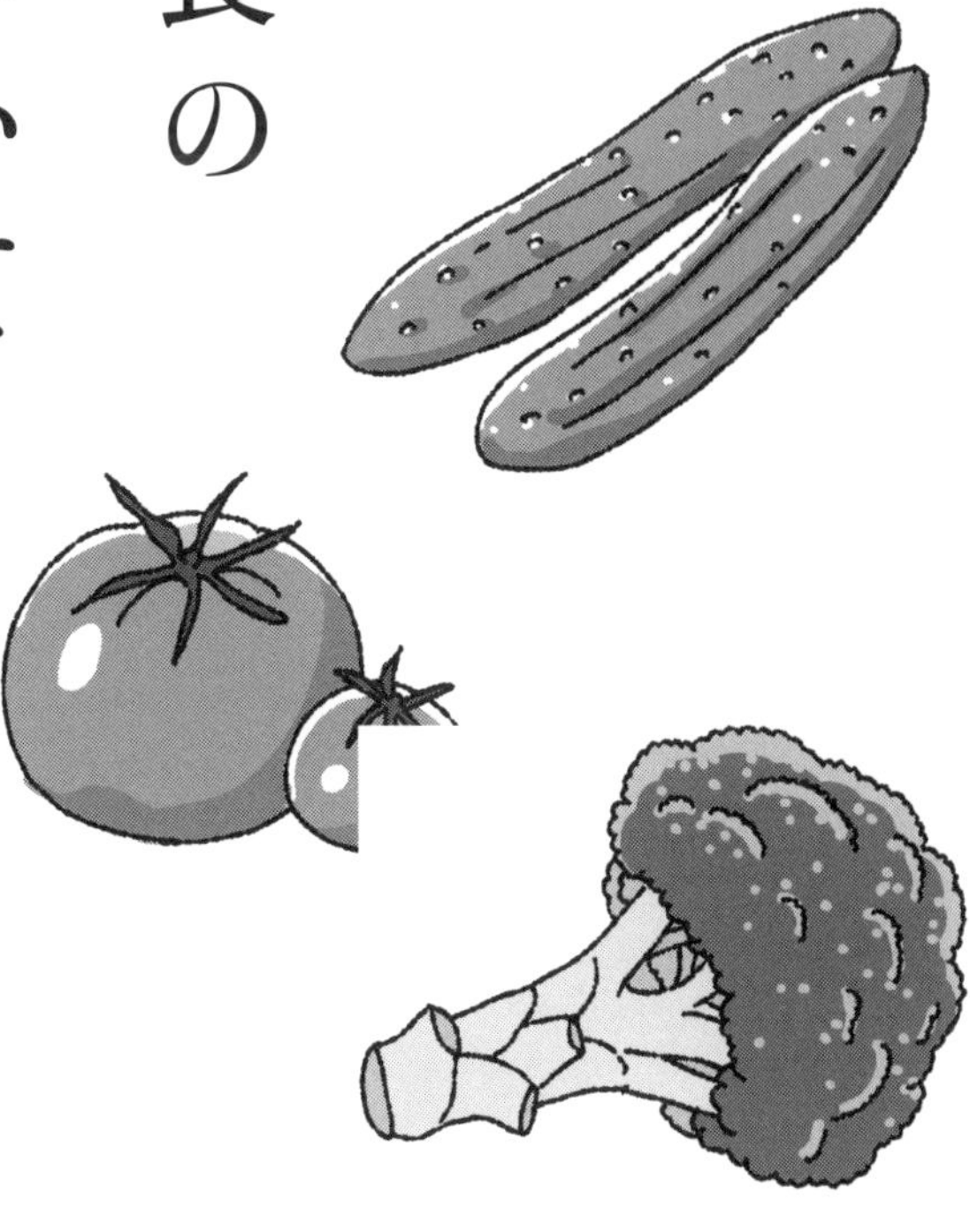

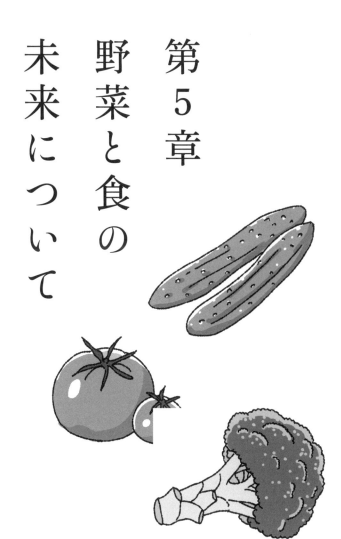

近い未来に待っている私たちの食の変化とは？

ここに至るまでの間に、野菜を食べることの重要性について、さまざまな角度から光を当ててお話しさせていただきました。

最後に、テクノロジーが不可逆的に長足の進歩を遂げていくこれからの時代、野菜を含めた食そのものがどう変わっていくのか、その中で野菜がどう位置づけられていくのか、その点について、簡単な未来予想図のようなものを提示しておきたいと思います。

未来においても、野菜を食べる――少なくとも、野菜に含まれる有益な成分を摂取することが必要であることは、論をまちません。それらの成分が健康維持にとってどれだけ有用であるかについては、すでに無数のエビデンスが示されているからです。

今後は、質量分析計などによる成分の分析が今以上に進められ、それぞれの野菜のより詳しいプロファイルがあきらかになっていくにつれて、野菜を食べることの重要性はいっそう際立っていくことになるのではないかと私は考えています。

しかしその中で、食そのもののあり方は、不可避的に変化していくでしょう。食に関しては、SFのような話が一部ではすでに実現しつつあります。

たとえば、人工肉ステーキ。これについては、2013年、イギリスの研究グループが、肉の細胞からステーキ大の肉片を人工的に作り出すことに成功しています。ただし、この人工肉の開発には、3ヶ月以上の期間と、日本円にして3000万円以上の費用がかかったと言います。

肉眼では見分けられないような微細な筋肉細胞を丹念に培養して作っていくのですが、その培養液が非常に高価であり、開発期間が長かった分、人件費も嵩《かさ》んだため、その金額になってしまったようです。

しかし道筋は見えましたので、今後は製造コストも急激に下がっていくものと思われます。実際、エビが主食としている藻類を原料としてエビ風味の食品を開発したベンチャー企業は、人工カニ肉と人工ロブスター肉の開発にも乗り出し、製造コストの低減もすでに実現させていると言います。

また日本国内でも、アヒルの細胞を使った培養フォアグラがメディアで紹介され、すでに試食会が開かれています。それがレストランのメニューに加わるのも、そう遠いことではなさそうです。

そうした**人工肉の普及という事態が現実味を帯びてくるのは、エコロジーやSDGsの観点からいっても妥当なことです。**人類の活動から生み出される温室効果ガスのうち、実に18％が、牛などの家畜のゲップ、輸送、飼育舎の運営など、直接間接に畜産から発生しているのです。

今後の世界的な食糧危機も必至と見込まれています。すでに地球上の耕地の33％が、家畜の飼料を栽培するために使用されており、2050年に全人口がアメリカ風の肉食中心の食事を望んだとしたら、2014年に生産した肉の4・5倍もの肉が必要になるという試算もあります。

そんな中で、にわかに注目を集めているのが昆虫食です。最近はメディアでもさかんに取り上げられており、政府も前向きに検討しはじめているようです。

昆虫はタンパク質をはじめとする栄養素が豊富な食物であり、動物よりも捕獲や飼育が容易な生物でもあります。**FAO（国連世界食糧機関）は、食糧難を見越して昆虫食を推奨しています。実際、日本ではまだ馴染みがないものの、世界では113ヶ国、20億人もの人々が、昆虫を抵抗なくタンパク源としています。**

しかし問題もあります。昆虫食には、アレルギーを起こしやすいという難点もあるのです。昆虫もまた、自らの身を守る生存戦略として、体を覆う甲羅などの外殻部分に、キチンやキトサンといった含窒素多糖高分子を持っていますが、これはアレルギーの原因となる抗原性物質でもあります。

また、乱獲等が原因で、昆虫という種もすでにして危険に晒されています。2019年に発表されたある論文によると、調査対象となった昆虫の41％は個体数が減少しており、31％は絶滅の危機に瀕しているというのです。

それに、そもそも日本では、仮に推奨したとしても、昆虫食が根づくかどうかは疑問です。2016年に発見されたゴキブリの新種プロプテラ・プンクタータは、牛乳よりも栄養価の高い分泌物を生成するということで注目されており、それが新生児用の新たな食糧になるのではないかと見られているようですが、日本の母親たちが、そうした考えを受け入れるのはなかなか難しいのではないでしょうか。

ＳＤＧｓを体現する究極のエコ農法

それよりは、次に述べるような試みこそ、本当の意味での将来性や普遍性・拡張性があるように思います。それは、アクアポニックスと呼ばれるシステムです。

アクアポニックスとは、水産養殖を意味するaquacultureと、水耕栽培を意味するhydroponicsとをかけ合わせた造語で、ある種の循環システムの中で、魚の養殖と野菜などの植物の栽培が同時になされる仕組みを指しています。

簡単にご説明するなら、養殖している魚の排泄物を、バクテリアが分解して植物向けの栄養素に替え、植物はそれを養分として育つと同時に、水が浄化されて再び魚の水槽に戻される、というサイクルをシステム化したものです。魚の餌は必要ですが、植物を育てるための化学肥料も農薬も必要としません。しかも、水はいっさい捨てたり替えたりせずに循環させます。

野菜はハウス内での栽培となり、魚の排泄物から良質な養分を受け取ることになるので、天候の影響も比較的受けず、年間通しての安定した生産が見込めます。**土壌栽**

培に比べて半分ほどの日数で野菜を収穫できると同時に、魚という動物性タンパク源まで収穫できるという非常に優れたシステムです。

年に200キログラムの淡水魚ティラピアと、300キログラムのトマトを同時に収穫しているようなケースもあると聞きます。

いわば自然界の循環の仕組みを模倣し、その縮図を小世界の中で実現させたようなものです。1980年代にアメリカで発祥したのが始まりと言われていますが、近年、改善が進んで、オーストラリア、ドイツ、イギリス、アラブ首長国連邦、そして日本へと広がってきているそうです。

これこそまさに、SDGsを体現する究極のエコ農法であり、(肉ではありませんが)魚の収穫にも結びつくことで、動物性タンパク質の不足問題解消への足がかりともなります。今後、こうした分野のますますの発展に期待が持たれます。未来の地底都市や海底都市には、こうしたシステムが必要になると考えられ、すでに構想化が進んでいます。

がんを予防する「スーパーベジタブル」の誕生

また、バイオテクノロジーの分野においても、食のあり方を変えるようなインパクトのある研究成果が現れはじめています。**一例として挙げられるのは、パープル・トマトです。これは、イギリスのある研究グループが、遺伝子組み換え技術によって人為的にアントシアニンを豊富に持たせることに成功したトマトです。**

アントシアニンについては、本書の中でもすでに繰り返し言及しています。抗酸化作用、抗菌作用など多岐にわたる作用を兼ね備えた多機能成分のひとつで、さまざまな病気に対する予防作用があると言われています。

この研究グループは、鮮やかな色の花が人気で、アントシアニンを豊富に含むことで知られるオオバコ科の植物キンギョソウから、花弁の色素生合成に関わる転写制御因子（遺伝子の発現を制御しているタンパク質のこと）を抜き出してトマトに導入し、多量のアントシアニンを含むために濃い紫色をしたトマトを生み出すことに成功しました。

このトマトの粉末を使ってマウスで実験したところ、がんの予防効果が確認されました。アントシアニンリッチな「スーパーベジタブル」の誕生です。

この研究成果を伝える論文は、Nature 誌の付属誌であるNature Biotechnology に掲載されているので、たしかな技術だと思います。今後はこうした技術もどんどん進展し、栄養素をより効率的に摂取できる野菜なども続々と登場してくるのではないでしょうか。

どんな食事がいいのか、あるいは悪いのか

しかしそうしたテクノロジーの進展は、私たちの生活にいいことばかりもたらしてくれるとは限りません。一方では、これはいささかディストピアめいた発想になってしまいますが、私たち一人ひとりの健康状態などがＩＴによって監視されるような「暗黒の未来」が、もうすぐそこにまで迫っているかもしれないのです。

現にアップルウォッチには、脈拍や血圧、心電図を計測する機能が備わっています。いずれは血糖値もモニタリングできるようになると見られています。

それをユーザー自身が必要に応じて参照する分には便利なのですが、もしもそのデータが、インターネットを通じてどこかに自動的に送信され、健康状態などがＡＩによって自動判定されるような世の中になったとしたらどうでしょうか。

そのＡＩ判定の結果、特定のユーザーに対して、（たとえば、ＡＩが推奨する食事内容を守らなかったといった理由で）保険会社が保険金の支払いを拒否するといった事例も、いずれ発生してくるかもしれません。そうしたいわば「沈黙の監視機構」とでも呼ぶべきものが、遠くない将来、実現してしまう可能性も十分にあります。

そんな世の中になったときに、思いもかけなかった不利益を被ることがないようにするためにも、食についての正しい知識は必要だと私は思っています。**健康を損なわないためには、野菜を積極的に摂ることも含めて、どのような食生活を送るべきなのか、健康維持にとって、どんな食事がいいのか、あるいは悪いのか――そういった問題についての正しい知識を身につけて、武装しておくことが必要です。**

その際、気をつけるべきなのは、巨大食品産業などが掲げる体のいいお題目に安易に踊らされないようにすることなのではないかと思います。

欧米の有識者が懸念するように、巨大産業というのは利益を最優先に考えがちです。

大量生産・大量加工された食品の消費を促すためにはイメージ戦略が必須であり、自社の製品が健康に及ぼす効果等に関しても、そういう観点から過大に申告するような広告を打ち出していたとしても不思議ではありません。

また、事業規模が大きいだけに、ひとたびブラックな風評が広がればただちに巨額の損害が発生するため、イメージを守るために躍起になっていることも容易に想像されます。

特定の企業や業界などの利益を誘導するロビー活動などが一般的な欧米では、その傾向はいっそう顕著なようです。

たとえばヨーロッパの食品業界は、食品の栄養価の高低を色分けしてラベルで明示する「栄養スコア」表示の義務化に反対し、規制当局がこのラベルを課すことがないように、10億ドル近くの政治献金を行なったとされています。

アメリカでも、大手スーパーなどの小売店では、「低脂肪」「脂肪ゼロ」「コレステロールフリー」などと銘打った食品が無数に並んでいますが、それが実際に肥満防止などに役立っていることを示すデータ的裏づけはないと指摘する有識者もいます。

また、そうした食品を取り扱っていることは建前としてのデモンストレーションに過ぎず、実際の利益の中心は、ポテトチップスや塩分の高いビスケットなどによって賄っているのが現状のようだと皮肉る書籍が、欧米でベストセラーとなってもいます。

これもよく言われていることですが、欧米の巨大産業は、大学などの研究機関に巨額の研究費用を捻出しているため、研究者側も忖度して、真実を口にできなくなっているという指摘があります。薬品の臨床試験などについても、同じ構図が当てはまります。スポンサーが存在する場合、事実関係のチェックは困難になると考えておいた方がいいでしょう。

そのような事例を未然に防止したり、研究者と企業とが不適切な関係に陥らないようにしたりするために、最近は日本でも、〝利益相反〟の観点からの検証がなされるようになってきました。たとえば大学が、研究内容の届け出を研究者に義務づけることで、特定企業の利益優先に関わっていないかどうかを定期的にチェックするような仕組みになっているのです。

グルテンは健康に害を及ぼすのか？

なお、欧米では、グルテンやラクトースが健康に害を及ぼすという風説が飛び交っていますが、それについても疑問の目を向ける必要があります。

グルテンとは、小麦粉に水を加えてこねることでできる成分、ラクトースは「乳糖」とも呼ばれ、牛乳などの乳汁に含まれる甘味成分のことです。たしかに、これらの物質に対してアレルギーを持つ人は存在しますが、それは全人口中3・5％の人に過ぎません。にもかかわらず、「自分にもこれらの物質に対してアレルギーがある」と信じている人は35％もいるといいます。

そのギャップには、大いに懸念が持たれます。

少し考えればわかることです。もしもグルテンが大多数の人の健康にとって問題なら、もっぱらパンを主食としている欧米の人々は誰しも、日々、危険に晒されているということになってしまいます。グルテンというのは、小麦粉を原料としたパンなどに普通に含まれているものだからです。

たしかに、グルテンが原因で重篤な症状が出る方が一定数いるのは事実です。それを否定するつもりはまったくありません。ただ、グルテンを含むパンなどの食品は普通に食べているのに、一方で無条件に「グルテンはよくない」と信じているのだとしたら、それはおかしな話ではないでしょうか。「グルテンはよくない」という言説だけが一人歩きしている可能性があります。

ラクトースについても同様です。日本人について言えば、遊牧民族ではなく、ラクトースに対する耐性もそれほど強くないため、牛乳を飲むと下痢をするといった傾向がなくもないのは事実ですが、ではそれが健康上、深刻な問題になるかというと、そんなことはほとんどありません。便秘気味の人なら、ときには牛乳をガブ飲みすることで下痢でもしたほうが、お通じが改善されて、かえって健康にいいかもしれないくらいです。

日本ではそうした傾向も欧米ほど極端ではありませんが、**正しい知識を持っていないと、さまざまな企業や団体からのフェイクな情報、あるいはむやみに興味や危機感を煽る広告宣伝などに煽動され、見当違いな方向に突き進んでしまう恐れもあります。**

すなわち、〝敵を知り己を知れば百戦危うからず〟ではあるものの、しっかりした知識を持っていなければ、〝生兵法は大怪我のもと〟になってしまうということです。

だからこそ、**これからは今まで以上に教わり学ぶこと、つまり「食育」が重要になっていくと私は考えています。**

食を学ぶことで健康な食生活を志向するようになる

健康を維持するためにはどんなものを食べればいいのか。逆に、どんな食べ物が、健康に悪影響を及ぼすのか。そうした知識を正しく会得し、実生活に活かしていけるかどうかで、その後の生活の質に雲泥の差が出てくるはずです。子どもの頃からそうした知識を伝授されていれば、大人になっても、健康な食生活を自然に志向するようになるのではないでしょうか。

おりしも学習指導要領の改訂に基づき、がん教育が、小学校では2020年度から全面実施、中学校では2021年度、高校では2022年度から必修化されました。これは、がんという病気についての正しい知識、がん患者への理解を通じて、健康と命の大切さへの認識を深めることを目的として始められた取り組みですが、将来的には、食育もそこに組み込んでいくのがいいのではないかと私は考えています。

たとえば、給食のときにプリントなどを配布して、健康増進に寄与する食事のあり方など、食についての知識を授ける、といったこともあっていいのではないでしょうか。そうして子どもさんが自宅に持ち帰ったプリントを親御さんが見て、その内容を家での食事に反映させていく、といったプロセスを経て、家族ぐるみで食育を学んでいけば、食育の形として理想的な展開になるのではないかと思います。

僭越ながら私は、著書『親子で考える「がん」学習ノート』（角川新書、2020年）の中でも、食育の重要性や、健康と関連づけた食事の大切さを子どもの頃から学んでいくことが大事だと述べています。**今後、そういった食育を通じて病気や健康の問題を考えることは、ますます重要になってきます。**

その中で、「野菜は健康にいい」ということも、学校でみんなが学べるような世の中になっていけばいいと思っています。

おわりに　〜なぜ野菜を食べるべきなのか？〜

本書をここまで読み進めてこられた皆さんは、すでに野菜に向ける目が根本から変わっているのではないでしょうか。

私たちはまず、ネアンデルタール人が、われわれ人類と知能の面では大きな違いがなかったにもかかわらず、人類との生存競争に敗れたのは、肉食に偏り、野菜をあまり食べていなかったことにあったのではないかという推測から、この論議に入っていきました。

そして、野菜を含む植物という種が、いかに知恵深く精妙な生存戦略を駆使してきたか、それを人類がいかに巧みに健康維持に利用してきたかを見てきました。しかし同時に、肉を食べることにもそれ相当の利点があり、**大事なのは、肉と野菜の両方をバランスよく摂取すること**なのだという点を確認しました。

さらに、個々の野菜にどんな効用があり、その背景にどんな生存戦略があるのかを詳しく掘り下げていくと同時に、長寿者の多い「ブルー・ゾーン」をめぐる謎や、

「腸活」と野菜との関係などについても見てきました。

そして、テクノロジーが進展する未来における食とはどういうものになるのか、その中で野菜はどう位置づけられていくのかを、駆け足ながら概観しました。

野菜をめぐって立ち上がってきた謎のひとつひとつに、完璧ではありませんが答えを示すことはひととおりできたのではないかと思っています。野菜を含む植物については、ゲノム解析も含め、今後も多くのことが解明されていくでしょう。

野菜――あるいはそれを含む植物という種に関しては、その驚くべき生存戦略、生き抜くために備えている精巧で絶妙な仕組みの数々に、私はかねてより驚嘆の念を抱いており、いつかそれをテーマに本を書きたいという思いを抱いていました。今回、この本を通じて、これまでに蓄積してきた知識をまとまった形で披露できたことは、何より喜ばしいことです。

本文中に名を掲げたダン・ビュイトナーが、ブルー・ゾーンに関する研究成果をまとめた〝The Blue Zones〟という書籍があります。アメリカでベストセラーとなり、日本でもその増補改訂版が『The Blue Zones 2nd Edition』（祥伝社）のタイトルで一昨年刊行されたばかりです。

その邦訳と監修を担当された琉球大学の荒川雅志教授とは、私もさまざまな活動をご一緒させていただいているのですが、今回、私がこの本を刊行するにあたって、コメントを寄せてくださいました。以下にそれを掲げます。

ブルー・ゾーンとは、長寿者、100歳者（センティナリアン）が多い地域につけられた呼称ですが、そこには何世紀、数千年にわたって培われてきた人類の経験が隠されています。

1世紀を生き抜いた人々が何を食べ、何を日課に、心がけていたことは何か。アフターコロナは「つながり」の時代。自然、人と、地域とどのように〝つながって〟きたのか。ただ長生きでなく、「よりよく生きる」ためのヒント、ポストコロナ時代に向けての「生き方」のヒントがここにはあると考えられます。

国立大学法人琉球大学国際地域創造学部　教授
荒川雅志

まさに、長年にわたる人類の英知が、地域住民全体の長寿という形で身を結んでいるのが、ブルー・ゾーンと呼ばれる地域にほかならないのです。そこから私たちが学ぶべきことは少なくありませんが、わけても**「野菜中心の食事」は、すぐに取りかかれるキーポイントのひとつなのではないでしょうか。あとは、日々の生活の中でそれをいかに実践していくか、それだけです。**

この本を読むことで得られた知識を携えて、ぜひ、野菜の持つ神秘のさまざまを、自らの血肉としていっていただきたいと思います。

みなさん、野菜を食べましょう！

【主要参考文献】

ジャック・アタリ『食の歴史　人類はこれまで何を食べてきたのか』林昌宏・訳（二〇二〇年、プレジデント社）
マルタ・ザラスカ『人類はなぜ肉食をやめられないのか』小野木明恵・訳（二〇一七年、インターシフト）
稲垣栄洋『面白くて眠れなくなる植物学』（二〇二一年、ＰＨＰ文庫）
斉藤和季『植物はなぜ薬を作るのか』（二〇一七年、文春新書）
一石英一郎『日本人の遺伝子』（二〇一八年、角川新書）

一石英一郎

1965年生まれ。兵庫県出身。医学博士。国際医療福祉大学病院内科学／予防医学センター教授。京都府立医科大学卒業、同大学大学院医学研究科内科学専攻修了。世界の著名ながん研究者が名を連ねる米国癌学会（AACR）の正会員（ActiveMember）。DNAチップ技術を世界でほぼ初めて臨床医学に応用し、論文を発表。人工透析患者の血液の遺伝子レベルでの評価法を開発し、国際特許を取得。長年にわたり、遺伝子の研究をおこなっている。主な著書に『日本人の遺伝子　ヒトゲノム計画からエピジェネティクスまで』（KADOKAWA）『最新の研究でわかった人生を支配する真実　すべて遺伝子のせいだった!?』（アスコム）『「胃」を整えると自然と「不安」が 消えていく』（アチーブメント出版）などがある。

予防医学の名医が教える
すごい野菜の話

2024年6月30日　第1刷発行

著　　　　者　　一石英一郎

発　行　者　　矢島和郎
発　行　所　　株式会社 飛鳥新社
〒101-0003　東京都千代田区一ツ橋2-4-3
光文恒産ビル
電話（営業）03-3263-7770（編集）03-3263-7773
https://www.asukashinsha.co.jp

印刷・製本　　中央精版印刷株式会社
著者エージェント　　アップルシード・エージェンシー
編集協力　　平山瑞穂　左古文男
本文イラスト　　前田達彦

ISBN978-4-86410-971-0

編集担当　内田威